幸福女人

30岁女人的
健康枕边书

贾会云 ◎主编

黑龙江科学技术出版社
HEILONGJIANG SCIENCE AND TECHNOLOGY PRESS

图书在版编目（CIP）数据

30 岁女人的健康枕边书 / 贾会云主编 . -- 哈尔滨：
黑龙江科学技术出版社，2018.5
（幸福女人）
ISBN 978-7-5388-9579-7

Ⅰ . ① 3… Ⅱ . ① 贾… Ⅲ . ① 女性 - 保健 - 基本知识
Ⅳ . ① R173

中国版本图书馆 CIP 数据核字 (2018) 第 048583 号

30 岁 女 人 的 健 康 枕 边 书

30 SUI NÜREN DE JIANKANG ZHEN BIAN SHU

作　　者	贾会云	
项目总监	薛方闻	
责任编辑	焦　琰　罗　琳	
策　　划	深圳市金版文化发展股份有限公司	
封面设计	深圳市金版文化发展股份有限公司	
出　　版	黑龙江科学技术出版社	
	地址：哈尔滨市南岗区公安街 70-2 号　邮编：150007	
	电话：（0451）53642106　传真：（0451）53642143	
	网址：www.lkcbs.cn	
发　　行	全国新华书店	
印　　刷	深圳市雅佳图印刷有限公司	
开　　本	685 mm × 920 mm　1/16	
印　　张	13	
字　　数	200 千字	
版　　次	2018 年 5 月第 1 版	
印　　次	2018 年 5 月第 1 次印刷	
书　　号	ISBN 978-7-5388-9579-7	
定　　价	39.80 元	

序 言
PREFACE

关爱自己，让美丽如花持续绽放

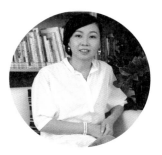

贾 会 云

妇产科医师
曾任职深圳市第六人民医院
现任职香港大学深圳医院

　　花有百媚千红，女人有风情万种。人世间，美丽无限，最美莫过于女人花。女人有"娴静如同花照水，行动好比风扶柳"的娇柔，有"酥指点唇芙蓉俏，娥首垂项冰肌绡"的妩媚，有"粉面含春威不露，丹唇未启笑先闻"的嫣然，有"弯弓征战作男儿，梦里曾经与画眉"的飒爽。女人就如花，摇曳在红尘中。但再美艳的鲜花也有落败和衰老的一天，而妇科病就像辣手摧花，把女人本就短暂的花期，缩短、缩短、再缩短。

　　每年被妇科问题困扰的女性，甚至由于患上妇科病而变为不孕不育、宫外孕、先兆流产的女性，比例逐年上升。妇科疾病这个话题，一方面让女性患者"谈虎色变"；另一方面，随着生存环境的恶化和各种污染、毒素的横行，了解它、击败它又显得极其重要和紧迫。

　　于是，我们携手专业的妇科医学和营养图书策划团队，精心地打造了这本《30岁女人的健康枕边书》。本书从中西医结合的角度科学、详尽地讲解女性最关注的各种常见妇科病，如月经不调、痛经、闭经、无排卵型功血、白带异常、阴道炎等。女性朋友们在日常生活中，常常漠视、忽视身体上的不适，总认为并不是什么大问题，忍一忍就过去了。就如痛经，每个月"大姨妈"到来时，大多数女性都会被折磨得"死去活来"。每一个痛经的姑娘，简直就是上辈子折翼的天使。但是又有几个女性朋友会想办法去解决自己月复一月的受难日呢？

本书不仅对常见的妇科病进行深入解析，而且还让女性对"熟悉而陌生"的疾病，如宫颈糜烂、子宫内膜增生、卵巢囊肿、子宫肌瘤，以及各种妇科癌症等，有一个近距离的了解。在本书中，我们全方位地指导女性在妇科、乳腺疾病方面进行自查、自控、自治，将可怕的癌症扼杀在摇篮里。

所以，本书不仅仅只是对各种妇科疾病进行常识性介绍和解析，在揭开它们的面纱之后，还附上了艾灸、老偏方等调养方法，旨在多管齐下，击倒妇科病。而且针对不同的疾病，还有专家答疑的章节，使读者得到专业的解答，消除对病症的恐惧。在饱览全书之余，本书还附有女性最关心的常见问题、健康误区，以及女性常用中药养生食材选购要点。

现代女性，既是家庭里的贤妻良母，还是社会的"半边天"。她们的健康和快乐，与家庭的幸福和社会的健康发展息息相关。而女性一生的美丽，更是建立在健康的身体状况之上。女性只有学会如何保养自己的"私房"零件，远离妇科疾病，才能享受和谐的家庭生活，并在工作上展现自己的魅力。

最后，我们衷心地希望女性朋友们关爱自己的身体，一直美丽下去。

目 录
CONTENTS

引 言　女人，你了解自己的身体吗

第一章　乳房，女性的美丽标志

第二章　痛经，女人的"老朋友"

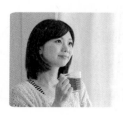
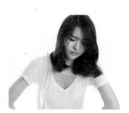
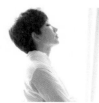

第三章

月经不调，生命密码紊乱

第四章

闭经，身体在呼救

第五章　白带异常，健康的"镜子"

第六章　宫颈糜烂，没有看起来那么可怕

第七章　子宫肌瘤、卵巢囊肿，不可掉以轻心

第八章　阴道炎，丢失了第一道防线

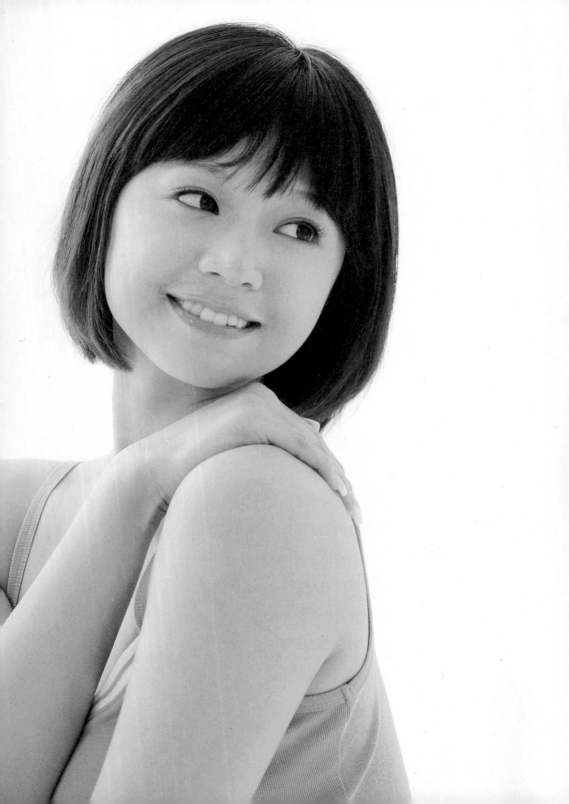

引言

女人，你了解

自己的身体吗

女性一生的美丽是建立在健康的身体状况之上的。而健康的女人就像肥沃的土地，可以孕育新生命。如果不了解自己的身体，不知道身体哪个环节出现了小问题、大问题，那么，就不能及时解决这些问题，不能使各器官处于运行通畅的和谐状态。了解自己的身体，迫在眉睫。

一、子宫——孕育生命的温室

子宫是根，胸是叶，脸是花。

子宫是女人年轻的源泉，是孕育宝宝的温室。

从初潮开始，子宫将度过潮起潮落的30多年，伴随着生育，最终进入恒久的沉寂之中。

子宫是产生月经和孕育胎儿的器官，位于骨盆腔中央，在膀胱与直肠之间。子宫大小与年龄及生育有关，未产者约长7.5厘米、宽5厘米、厚3厘米，子宫可分为底、体与颈三个部分。宫腔呈倒置三角形，深约6厘米，上方两角为"子宫角"，通向输卵管。下端狭窄为"峡部"，长约1厘米。峡部在妊娠期逐渐扩展，临产时形成子宫下段。

子宫正常稍向前弯曲，前壁俯卧于膀胱上，与阴道几乎成直角，位置可随膀胱直肠充盈程度的不同而改变。子宫壁由外向内分为浆膜、肌层及黏膜（即内膜）三层。

子宫为女人独有

子宫，是女人独有的脏器，根据现代最新医学研究成果，子宫是女人的第六脏器，即女人有六脏六腑。

女性的子宫是孕育新生命的地方，下端与阴道相连，在性爱过程中，这里也会产生一系列显著变化，带给女性奇妙的感受。清洁、节制的性爱是关爱子宫的首要任务。性爱前双方用流动水清洗生殖器是防止妇科疾病最基本的一步。

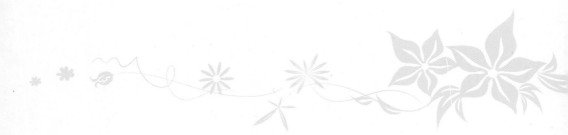

二、卵巢——女性特征的秘密源泉

解剖绘图上的子宫，呈粉色，双臂各揽着卵巢，腰身玲珑，像一个小小人儿。而女人一生的卵子——天赋的生命库存，从一出生就储存在卵巢里。月经初潮开始，一颗颗卵子相继成熟，每个月都有一颗卵子踏上光荣的生命之旅。

卵巢是女性重要的内分泌器官之一，位于子宫底的后外侧，与盆腔侧壁相接。卵巢的功能是产生卵泡以及类固醇激素。卵巢的位置与睾丸相同，仅左侧发育（右侧已退化），呈葡萄状，均为处于不同发育时期的卵泡，卵泡呈黄色，卵巢表面密布血管。卵巢的大小与年龄和产卵期有关。

卵巢是生命孕育开始的地方

生育年龄妇女除妊娠和哺乳期外，卵巢每个月发生1次周期性变化并排出卵细胞，排卵多在月经周期第14~16天。卵细胞是由卵巢内卵泡分泌排出的，在数个卵泡的发育中，发育成熟的一般只有1个，因此每个月只有1个卵子成熟。排卵后卵子存活数小时，卵子如进入输卵管并遇到精子，即受精成为受精卵。

卵巢就像妈妈体内的一座"小花园"，"小花园"周围的环境——妈妈身体内部的环境很重要。就像真正的小花园，如果没有良好的气候和空气质量，种子是无法茁壮成长的。所以妈妈健康才能保证"种子"质量好。

另外，还需要给"小花园"定期施肥。卵巢分泌的雌激素和孕激素，就相当于肥料。雌激素的主要作用是促进女性生殖器官的生长发育，促进女性第二性征的出现等；孕激素的主要作用是促进子宫内膜在雌激素作用的基础上继续生长发育，为受精卵着床在子宫里做准备。因此，只有适度地施肥浇水，"种子"才会更好地生长。"种子"长大了、成熟了，就会离开"小花园"，到达另一个地方——输卵管，等候着精子的到来。

三、输卵管——卵子与精子相会的鹊桥

输卵管为一对细长而弯曲的管，位于子宫阔韧带的上缘，内侧与宫角相连通，外端游离，与卵巢接近，全长为8~15厘米。

女性卵巢所释放的卵子将会被输卵管伞端捡拾起来，之后借助外力在输卵管腔内移动到特定位置，也就是约会地点，并在这里等待与精子的相会。这就要求备孕女性的输卵管必须畅通无阻，这样才可以让"公主"——卵子和她的"白马王子"——精子顺利相遇，结合并将它们"爱的结晶"——受精卵，成功输送到子宫腔内最舒适的地方着床、生长。

💗 **输卵管的构造**

根据其构造和功能，由外向内分为四部分：

* ✳ 输卵管漏斗——外端的漏斗形膨大，边缘薄呈伞状；
* ✳ 输卵管壶腹——壁薄腔大，是受精场所；
* ✳ 输卵管峡——为膨大部后方的缩细部分；
* ✳ 子宫部——在子宫角穿子宫壁的部分。

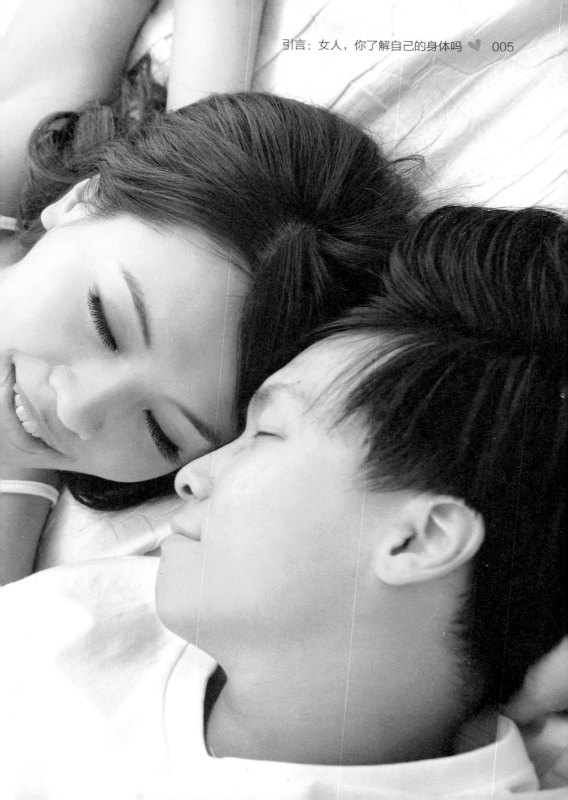

四、阴道——生命之息的通道

阴道是通往女人心里的路，它连接子宫，子宫又以我们尚不知道的方式连接了女人的心脉，沟通全身，滋养了自然界中最美丽的花朵。

阴道，是由黏膜、肌层和外膜组成的肌性管道，富伸展性，连接子宫和外生殖器。它是女性的性交器官，也是排出月经和娩出胎儿的管道。阴道的结构主要是下部较窄，下端以阴道口开口于阴道前庭。在处女阶段，阴道口的周围有处女膜附着。处女膜破裂后，阴道口周围留有处女膜痕。

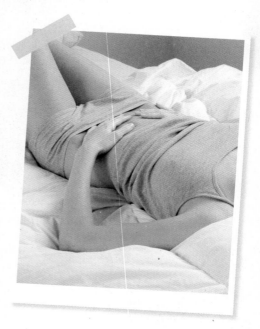

阴道的上端宽阔，包绕子宫颈阴道部，在二者之间形成环形凹陷，称为阴道穹，可分为前部、后部及两个侧部。以阴道穹后部最深，并与直肠子宫凹陷紧密相邻，二者间仅隔以阴道壁和一层腹膜。临床上有较大的实用意义，如可经后穹引流凹陷内的积液。

阴道的功能

* 将月经血自子宫输送到体外；
* 女性过性生活的重要场所，阴道下段前壁对性行为反应尤为敏感；
* 正常情况下，阴道是胎儿自母体娩出的通道；
* 阴道是检查女性内生殖器的窗口。

五、乳房——女性美丽的蓓蕾

　　女人花，摇曳在红尘中。而女人的乳房就像花的香气，芬芳扑鼻，总是第一时间就能吸引住众人的目光。起伏有致的乳房不仅是女性曲线美的标志，更是女性魅力的象征。

　　乳房是女性第二性征器官，也是哺乳器官。乳房主要由结缔组织、脂肪组织、乳腺、大量血管和神经等组织构成。乳房的位置，随着年龄的增长会出现一些变化。成年女性的乳房位于胸大肌上的浅筋膜中，上、下缘分别与第2肋和第6肋齐平。

　　以下大体介绍构成乳房的主要组织。

乳腺组织

　　成年女性乳腺组织由15~20个乳腺叶组成，其主要功能是泌乳。乳腺叶由许多乳腺小叶构成，乳腺小叶含有很多腺泡。

结缔组织

　　连接胸部浅筋和胸肌筋膜的纤维束，起支撑和固定乳房的作用。

脂肪组织

　　脂肪组织包裹整个乳腺组织（乳晕除外），脂肪组织层厚则乳房大，反之则小。

血管、淋巴管和神经

　　乳房含丰富的血管和神经，血管和淋巴管的主要功能是供给养分和排除废物。神经与乳房皮肤的感觉器相连，感知外边刺激。

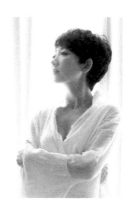

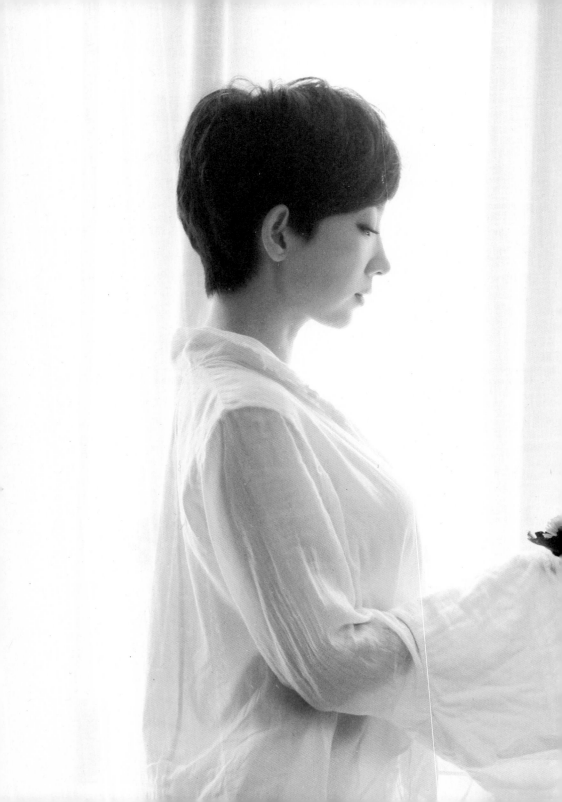

第一章

乳房，女性的

美丽标志

女性的特殊生理构造和哺育下一代的重大任务，让女性拥有一对乳房。完美的胸部曲线是成就女性曲线美的关键，它让女人变得更加凹凸有致、窈窕玲珑。起伏有致的乳房不仅是女性曲线美的标志，更是女性魅力的象征。上帝为女人创造了美丽的乳房，女性朋友应该珍惜和爱护它们，它们不仅是骄傲的资本，也是健康的必要条件。乳房健康，女人才能更美丽。

一、乳房胀痛小心乳腺疾病

生活中总有一些女性的性情比较暴躁，容易激动、发脾气，然而生气会给女性带来各种健康问题。有的女性在生气后会感觉乳房疼痛、胀痛，这可能是出现乳腺疾病了。通常以乳腺增生最为常见，如果经常有这些情况，就需要小心了。

小心乳腺增生

乳腺增生，也叫乳腺小叶增生，可以说是女性乳腺疾病里面最常见的一种。乳腺增生，常在乳房内有多个大小不等而较硬的不规则结节，与周围组织分界不清。但乳腺增生是一种良性的非肿瘤病变，有时候可以自行消掉。现代医学认为，乳腺增生与内分泌紊乱、卵巢功能失调有关。为了让女性朋友更好地判断自己是否患上了乳腺增生，下面来介绍一下乳腺增生的症状。

表1-1 乳腺增生的症状

症状	具体表现
月经失调	患者最常见的症状就是月经前后不定期，量少或色淡，伴有痛经
乳头溢液	少数患者可出现乳头溢液，为自发溢液，草黄色或棕色浆液性溢液
情绪不稳定	乳腺增生的患者常常感到情志不畅或心烦易怒，遇到生气、精神紧张或劳累后加重
乳房疼痛感	常为胀痛或刺痛，可累及一侧或两侧乳房，以一侧偏重多见。疼痛严重者不可触碰，甚至影响日常生活及工作。疼痛以乳房肿块处为主，有些则表现为乳头疼痛或痒
乳房有肿块	肿块可发于单侧或双侧乳房内，单个或多个，多发于乳房外上象限。肿块形状有片块状、结节状、条索状、颗粒状等，其中以片块状为多见。肿块边界不明显，质地中等或稍硬韧，活动好，与周围组织无粘连，常有触痛

　　乳腺增生有可能与乳腺癌同时存在。为了及早发现可能存在的乳腺癌，病人需学会自我检查乳房，也可以每3~6个月去医院做一次检查，必要时还可以做B超或乳腺钼靶片检查。

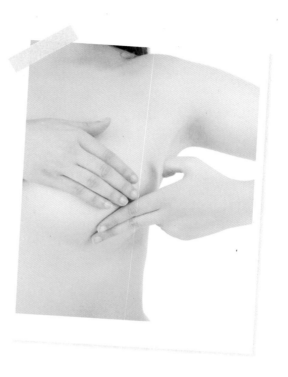

　　可是为什么生气会引起乳腺增生呢？俗话说，"怒伤肝，喜伤心，惊恐伤肾，悲伤肺"，这就是为什么女人生气的时候会感觉乳房先开始发胀，紧接着胸口又胀又痛，一摸，还能摸到大小不一的肿块。乳腺增生发病的一个重要原因是长期心情不好导致肝气郁结、血行不畅，从而形成肿块。

如何预防乳腺增生

* 保持良好的心情；
* 保证充足的睡眠；
* 和谐的性生活；
* 调理好月经周期；
* 低脂肪、高纤维素饮食；
* 补充维生素C、B族维生素及矿物质（如钙、镁等）；
* 穿戴合适的胸罩；
* 避免吃含有雌激素的保健品。

小心其他常见乳腺疾病

乳腺炎症

乳腺炎症多发于初产妇，轻者不能给婴儿正常喂奶，重者则要手术治疗。但若能及早预防或发现后及时治疗，可避免或减轻病症。产前每月在乳头及乳晕上擦一次花生油，妊娠8个月后每日用温水洗擦乳头、乳晕，使乳头皮肤变韧耐磨，可预防产后婴儿吸吮而皲裂。

乳腺纤维瘤

乳腺纤维瘤是由于卵巢功能旺盛，雌激素水平过高，导致调节失衡，加上患者对雌激素反应敏感，在雌激素的长期刺激下，引起乳腺上皮组织和纤维组织过度增生，结构紊乱而形成的。

乳腺纤维瘤主要为乳房无痛性肿块，很少伴有乳房疼痛或乳头溢液。肿块往往在无意中（如洗澡时，或体检中）被发现。多为圆形或椭圆形，直径常为1~3厘米，少有巨大者。纤维瘤的边缘整齐，表面光滑，富有弹性，无压痛，活动度较大，与皮肤无粘连。

乳腺癌

乳腺癌是发生在乳腺上皮组织的恶性肿瘤。虽然乳腺并不是维持人体生命活动的重要器官，原位乳腺癌并不致命。但由于乳腺癌细胞丧失了正常细胞的特性，细胞之间连接松散，容易脱落。癌细胞一旦脱落，游离的癌细胞便可以随着血液，或淋巴液播散全身，形成转移，危及生命。目前乳腺癌已成为威胁女性身心健康的常见肿瘤。

乳腺癌的症状：

* 无典型的炎症的临床表现；

* 肿块形态不规则，向周围组织呈锯齿样或蟹足样浸润；

* 局部皮肤呈橘皮样改变和乳头内陷。

二、乳腺疾病有前兆

美丽的乳房不仅赐予你外在的女性魅力，更可以带给宝宝最天然的呵护和最佳的美味。你可能知道它的宝贵，也不会忽视它的存在，不过你真的了解它的秘密吗？关于乳房你除了时时保养之外，还要熟知它的"脾气"，以便及早地看穿肿瘤的前兆，防范于未然，更好地保护自己的乳房。

前兆一

♥ 月经前感到胀痛

每次月经来临之前的1~2周都会出现乳房胀痛，甚至连像胸罩这样轻微的摩擦都让人难以忍受，可能还伴有头疼、乏力、紧张、失眠、便秘等一系列症状。等到月经到来之后，胀痛感便逐渐消失。

经前综合征

月经前后女性体内的激素会发生变化，除了可以引发乳痛症的表现外，月经前还可能出现水潴留、水肿、痤疮，情绪烦躁、精神压抑等状况。不过经过专业检查，你将发现其实乳房内并没有什么异常状况，此时只要经过饮食、精神的调养，即可缓解。

前兆二

♥ 摸到边界不清的肿块

月经前1周乳房开始出现间断性胀痛或钝痛，月经后第2日便逐渐缓解，如果轻轻触摸乳房可以摸到条锁状或三角形的腺体组织，成颗粒状，不光滑，质地韧软、边界不清，不过没有明显的肿块。

乳腺小叶增生

乳腺构造不良症中的一种，被认为是乳腺疾病偏早期的一个阶段，主要表现就是乳房的疼痛，不过疼痛发生的频率不是很高。此时应当调整情绪，保持快乐平和的心态，调整饮食结构，做好避孕措施，并坚持用母乳哺育小宝宝。

前兆三

❤ 乳房上方触及肿块

如果在乳房的外上方触及到一个肿块（此症大约 3/4 的情况为单发肿块），质地坚韧，表面光滑，边界清楚，与周围组织没有粘连，很容易被推动，同时肿块的增长非常缓慢，根本没有其他感觉。

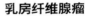

乳房纤维腺瘤

罹患乳房纤维腺瘤的女性一般发病年龄偏小，大多在20~25岁之间，因此被医学界认为发病与雌激素的活跃有关。虽然这是一种乳房的良性疾病，但是也有癌变的可能。因此一经发现和确诊还是应当及时予以手术。

前兆四

❤ 乳房胀痛周期性发作

乳房的胀痛可轻可重，很多时候具有周期性发作的特点，尤其是月经前会加重。乳房内可以触及多发性、结节样的肿块，质地不硬、较韧，肿块可以见于单侧乳房，也可以两侧乳房内皆有，有时候乳头还会有溢液的现象。

乳房囊性增生病

又叫慢性囊性乳腺病，是乳腺间质的良性增生，也是一种发病率较高的疾病，最常见于25~40岁之间的女性，大多数病人在发病后数月至2年左右的时间内均能自行缓解。但鉴于少数患者有可能发生癌变，因此每隔2~3个月就应当找医师复诊一次，动态监测病情状况。

前兆五

♥ 肿块边界清楚

当乳房的肌肤出现了一个很浅表的肿块，很光滑、软软的，摸上去肿块的边界挺清楚，一推还可以活动，但是没有什么疼痛感。

乳房脂肪瘤

这种疾病多发生在中年女性的身上，肿块仅见于一侧乳房，生长较为缓慢，大小不会随月经周期而改变。肿块大多为圆形，根部可以呈现为不规则的分叶状，边缘清楚、质地柔软。

前兆六

♥ 可推动肿块

在乳头附近可以摸到一颗樱桃大小、质地软、可以被推动的肿块，轻轻挤压它时竟从乳头处看到排出来些许鲜红色或暗红色的血性液体，偶尔有疼痛感，一旦积血排出，肿块就会变小，痛感也随之消失。

乳管内乳头状瘤

此病可见于任何年龄的女性，不过发病者大多年龄稍稍偏大。因为乳管内乳头状瘤的瘤体很小、带蒂、有绒毛，其内还有很多薄壁的血管，因此极容易出血。一般此症被认为还是属于良性肿瘤的范畴，但依旧有6%~8%的病例可能发生癌变，故此也应当尽早予以手术切除。

三、乳腺增生和激素分泌有关

在传统观念中，乳腺增生在35~40岁这个年龄段的女性中比较常见。殊不知，乳腺增生的发病现在已经越来越趋于年轻化。

今年18岁的敏敏刚刚结束高考，就被她妈妈带到医院做检查。原来，在几个月前，敏敏跟妈妈说自己的乳房疼。当时敏敏的妈妈也没往心里去，认为是青春期发育的缘故。直到敏敏一直觉得疼得厉害，敏敏的妈妈这才觉得不妥。经过医生的检查，发现敏敏的乳房两边都有不少肿块，而且一碰就疼。医生又问了敏敏平时的生活习惯，她说临近高考的那几个月，几乎每晚都是熬夜读书，敏敏的妈妈担心女儿身体扛不住，就大鱼大肉"伺候"着，而且敏敏为了节省回家路上的时间，每天中午都在外面吃快餐。医生经诊断后说，敏敏是患上乳腺增生了。

敏敏年纪这么小就得了乳腺增生，主要是吃进肚子里的营养造成的。这又是为什么呢？敏敏的妈妈因为担心女儿的营养跟不上，于是每天都给她做大鱼大肉，其中肉类居多。一些肉类是人工养殖的，养殖过程中使用了雌激素，吃进肚子里，自然会导致雌激素大大增加，使体内的激素平衡遭到破坏。久而久之，就催生出了乳腺增生。

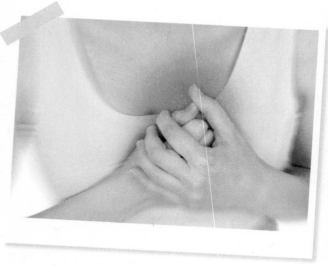

乳腺增生是一种与内分泌功能紊乱密切相关的疾病，本质上是一种生理增生与复旧不全造成的乳腺结构紊乱疾病。一般认为，乳腺增生与以下因素相关：

* 由于雌激素水平过高，孕酮水平过低所致，主要病变为末梢乳管和腺泡上皮增生与脱落致乳腺管的轻度扩张。
* 内分泌激素水平失调，性激素代谢紊乱使体内黄体素分泌减少、雌激素分泌过量或相对都增多，导致乳腺生理性增生与病理性增生。
* 慢性囊性乳腺病是由于长期雌激素作用的结果，主要病变是由于导管上皮增生、导管扩长所致。
* 乳腺增生与精神因素有关，因精神的改变引起了内分泌因素的紊乱。
* 乳腺增生主要为乳腺间质的良性增生，增生可发生于腺管周围并伴有大小不等的囊肿形成；也可发生在腺管内而表现为上皮的乳头样增生，伴乳管囊性扩张。乳腺增生尚有一种小叶实质增生的类型。
* 肝脏灭活雌激素功能异常，使过多的雌激素对乳腺组织进行不良刺激，而致乳腺组织增生性病变。

那么，如何尽量避免出现乳腺增生呢？首先，要少吃肉多吃菜，过多的动物蛋白会使得雌激素增多，缺少蔬菜中的维生素和矿物质，会影响一些其他激素的合成，从而刺激乳腺，产生增生。

其次，不要滥用避孕药。有些患有乳腺增生的女性为了暂时不要孩子，没有在医生的专业指导下就擅自服用避孕药。而且很可能自己买到的并不是安全有效的，且不良反应小的新一代避孕药。外来的雌激素如果吃多了，就会造成体内的雌激素水平失衡，使得乳腺增生更加严重。

四、乳腺增生发病率为什么如此高

前段时间，某单位给女职工们做了乳腺疾病检查，总共有400多人参加了体检，其中300多人处于30~40岁的年龄段，这个年龄段是乳腺增生的高发期。检查出来的结果显示，这300多名女性中，乳腺增生的发病率接近100%。她们可都是白领、骨干、精英（被称为"白骨精"），乳腺增生发病率为何如此之高？

在所有的乳腺疾病中，乳腺增生位居榜首。主要临床特征为乳房肿块和乳房疼痛，一般常于月经前期加重，月经后减轻。为什么这家单位30~40岁的女性乳腺增生率接近100%呢？这主要归结于城市白领压力大，生活环境复杂，更容易导致内分泌失调和紊乱。

精神压力大

最近几年，乳腺增生的流行病学调查显示，城市发病率高于农村，大城市也高于中小城市，职业女性高于非职业女性和农村女性。社会越发展，竞争越激烈，人们的压力就越大，人体的内分泌就容易失调。再加上现在社会不良因素的影响，各种欲望的诱惑，让人的精神高度紧张，思维也越来越复杂。

用中医的理论讲，这种状况总是让人处于心情郁闷、气血不畅、肝气郁结的状态。而传统中医认为，乳腺增生多与脏腑功能失调、气血失和有关，是由于内分泌功能紊乱而引起乳腺结构异常的一种疾病，多发于20~40岁的女性。现代人普遍精神压力大、生活节奏快，更容易郁怒伤肝、思虑伤脾、气滞血瘀、痰凝成核，积而成块。

饮食习惯差

不良的饮食习惯在年轻女性中比较多见。一日三餐，日出而作、日落而息是人类生存的自然规律。然而，现在社会的年轻女性经常是夜生活丰富，通宵达旦，早晨不起床，不吃早饭，一日两餐甚至一餐，生活起居没有规律。长期以来，导致内分泌功能紊乱，引发乳腺增生病。

不合理的饮食结构和食物污染，使得潜在的健康隐患越来越突出。如果长期不合理地食用不健康的食品，容易引起人体内分泌代谢紊乱，引发乳腺增生病。

其他原因

哺乳期患急性乳腺炎治疗不彻底，人流、长期口服避孕药等均可引起内分泌失调，雌激素、孕激素代谢无序，引起乳腺上皮细胞的非正常增生，引发乳腺增生。

另外，汽车尾气、企业废气废水等环境污染，对健康的危害也日渐凸显。

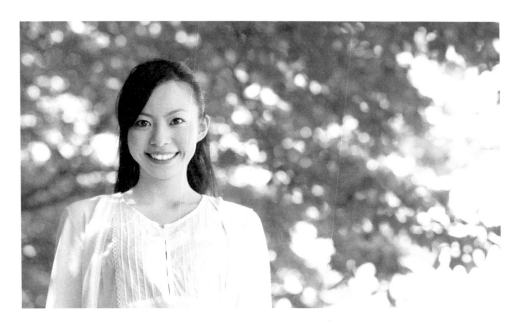

五、避开乳房诊断五大误区

　　每年八月的第一周是世界母乳喂养周，母乳对宝宝的好处自然不必多说。近年来，母乳喂养对女性乳腺的保健也受到越来越多专家的关注。实际上，社会各界都开始从多方面来关注女性的乳腺健康，因为乳腺癌患病率的增长速度让人担忧。

误区一：自检不重要

　　对女性来说，自我检查与到医院定期查体的重要性是一样的，甚至更为重要。临床发现，在我国很多乳腺癌患者都是自检之后来就诊的。夏天乳腺癌的就诊率很高，但并不是说乳腺癌夏季就高发，而是因为夏季女性洗澡的频率增加，对乳房"自检"的次数相应增加，因此来就诊的人数就会增多。

自我检查的方法比较简单

　　＊ **时间选择。**绝经前的女性一般在月经后的7~10天进行自检，这时候乳房比较松软，如果有肿块比较容易发现；绝经后的女性可以每个月选择固定的一天进行自检。

　　＊ **检查要全面。**把应该摸到的部位都摸一摸，不要有所遗漏。

　　＊ **对镜观察。**主要是看乳房的外形有无改变、乳头是否下陷、皮肤有无下陷等。

　　＊ **姿势与方法。**自检的方法是用食指和中指两个手指指肚去检查对侧乳房，指肚比较敏感容易发现问题。姿势可以是站立或仰卧，如果是仰卧，可以在胸部下方垫上一个枕头。

　　做到以上几点，发现问题，随时就医，那么乳腺癌晚期的发病率将会大大降低。

误区二：不重视经验性手诊

除了乳房自检，定期的医学检查也是乳腺癌及早发现必不可少的项目。中国女性的乳房普遍比较小，而且结构质密，乳腺癌患者的发病年龄也小于国外女性，因此目前认为B超检查更适合中国女性。

另外，有经验的医生的手诊也非常重要。有些B超和乳腺钼靶检查都不能发现的肿瘤，有经验的医生都能够摸出来，比如一些边缘的、乳晕下的肿瘤。

误区三：对乳房肿块疏忽大意

在临床中经常遇到一些女性患者，虽然自己已经摸到了肿块，但是因为工作忙或者家庭事务，不及时就诊，耽误了最佳治疗时机。过了3个月、半年，再想起来去医院，结果早期已经发展成了晚期。早发现早治疗，可能就不用再做其他辅助治疗也可以长期存活，但是因为耽误时间变成晚期，就很难治愈了。

误区四：早期不配合治疗

实际上，95％的早期乳腺癌患者都可以长期存活，早期乳腺癌甚至已经可以脱离癌症的划归，它是可以治愈的。所以学会了解它，选择一个信任的专业医疗单位才是当务之急。任何早发现、不治疗的患者都是错误的，发现后不及时到医院就诊，而盲信偏方、妙药，以致于癌症迅速恶化，就悔之不及了。

误区五：对乳房疼痛反应过度

相对于有些女性对乳房的"漠不关心"，另一些女性则表现出对乳房的过度焦虑。经期前的乳房胀痛、体检时轻度乳腺增生等，让不少女性大为恐慌，四处寻医问诊。乳房的疼痛大部分都是一种生理性的改变，而真正的乳腺癌早期都是没有痛觉的。

六、乳腺问题都需要手术切除吗

　　乳房，作为女性的标志性器官，在给女性带来无限魅力的同时，也带来了烦恼。据统计，中国目前乳腺疾病的发病率已高达80%，且呈现出低龄化、恶变率高等特点。乳腺疾病已然成为危害女性健康的"杀手"。是不是所有的乳腺增生、结节、纤维瘤都需要手术切除呢？

　　一般情况下，治疗乳腺疾病都不要轻易上手术台，因为目前手术的风险比较大，复发率也较高。其实，大部分乳腺疾病是可以通过中医软坚散结、调节女性内分泌，来促使增生、结节自行吸收、消散的。这样既避免了患者遭受不必要的"一刀"，不让乳房留下创口，又可达到恢复乳腺健康的治疗目的。

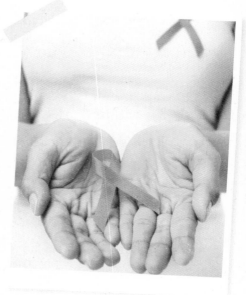

　　但是，如果彩超提示结节回声低、不规则、有完整包膜、有血流信号、弹压系数高或有增长趋势等肿块，就应及时进行手术切除。

　　全世界每年有120多万人患乳腺恶性肿瘤，这么高的恶变率归根结底还是因为女性健康意识薄弱，宁愿去买高级化妆品或大量保健食品，却不愿去做一次正规的乳腺检查。87.23%的乳腺恶性肿瘤都是由增生等轻微的乳腺疾病转变而来，一旦乳房出现经间期胀痛、包块等症状时，就要引起注意，应及时到医院接受专业检查，以免错过最佳治疗时间，造成无法弥补的遗憾。

　　此外，乳腺囊性增生病、乳腺大导管乳头状瘤、脂肪瘤、乳房平滑肌瘤也是常见的乳腺良性肿瘤，虽然它们恶变的概率都不高，也没有必要一发现就手术切除，但定期到医院检查、对病情实施动态的跟踪监测，依然是非常重要，不可或缺的。

七、乳房按摩可赶走乳腺增生

乳腺增生是一种妇科常见病，虽然与很多因素有关，治疗方法多种多样，但效果往往并不理想。一部分乳腺增生主要与胸椎间盘突出压迫支配乳房的脊神经根有关。由于支配乳房的脊神经根受压，影响了乳房的气血运行，使乳房部位气血瘀滞，从而导致了乳腺增生。因此，按摩对应的胸椎，减轻或消除胸椎间盘对脊神经根的压迫，促进乳房的气血运行，就能对治疗乳腺增生起到较好的效果。

医用按摩法

按摩之前，请患者自己用手触摸增生的位置、大小、软硬以及疼痛程度，以便按摩后衡量效果。患者取俯卧位，医者以拇指或食指或中指沿着胸椎两侧由上向下分别进行触压检查，当触压到有痛感时，患者要及时告诉医者，以此确定胸椎间盘突出的位置。

确定好胸椎间盘突出的位置后，医者先将两手重叠压在胸椎间盘突出的位置上，慢慢下压，当压到不能下压时，轻轻地向下发力，就能听到"咔嚓"一声的胸椎间盘复位声。接着再触压胸椎间盘突出的位置，如触痛感减轻或消失，说明胸椎间盘已复位或基本复位。再在胸椎间盘突出的部位用手指先按后推2~3分钟，以此消除神经根的炎症和理顺神经。

自助按摩法

仰卧在床上，先用左手掌捂住右侧乳房，乳头对准左掌心，再将右手掌盖在左手背上，轻按乳房，顺时针方向旋转36圈，接着逆时针方向旋转36圈；再用右手捂住左侧乳房，乳头对准右掌心，将左手掌盖在右掌手背上，顺时针方向旋转36圈，接着逆时针方向旋转36圈，即完成一次按摩。早晨起床前按摩一次，晚上睡前按摩一次，方法相同。

八、保持心情愉快很重要

　　刘佳是一名大学讲师，最近一段时间由于一些家长里短的琐碎小事，常和丈夫舌战不止，以致于她讲课时精神不集中，经常出错，弄得自己心情烦躁、焦虑不已。近来，刘佳还总感觉乳房疼痛，无法触碰，甚至有肿块。前两天，大学里组织教职工体检的时候，刘佳才发现自己的乳腺增生已经很严重，而这一系列不愉快的情绪正是导致她内分泌失调的主要病因。

乳腺增生高发于白领女性

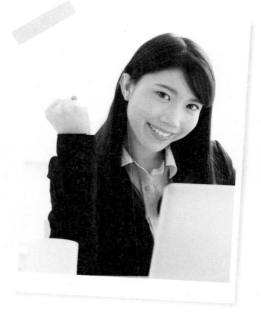

　　近几年，去乳腺门诊就诊的一般是30~50岁的女性，也有十几岁的少女，而受教育程度高、工作压力大的白领女性的发病率日渐趋高。女性乳腺增生的一个重要因素就是情绪不稳定、爱生气。中医认为怒伤肝，肝气郁结则两肋胀痛，乳房和肝经有着密不可分的关系。

　　当女性总是处于怒、愁、忧、虑等不良情绪状态，就会抑制卵巢的排卵功能，出现孕酮减少，使雌激素相对增高，导致乳腺增生。女性担负家庭和事业的双重角色，面临竞争压力、工作繁忙、心情压抑、生活不规律、过度劳累等综合精神因素时，一定要提醒自己时刻放松。

乳腺增生的周期性

乳腺增生主要表现为乳房肿块和乳房疼痛，一般于月经前期或情绪变化时加重，行经后减轻。乳房的肿块大小和质地，随月经来潮呈周期性变化，经前肿块增大，质地较硬，经后肿块缩小，质地有韧性但不硬，摸起来肿块呈大小不一的结节状，与周围组织界限不清。

发生乳腺增生的乳房，乳头没有凹陷，皮肤没有橘皮样改变，触碰疼痛，但不影响活动，腋窝淋巴结不肿大。这些症状，对于心情易烦躁、爱生气、精神紧张及劳累的女性而言更为严重。不过，只要注意调整自己的情绪，及时舒缓压力，及时就诊，在医生的指导下通过药物、微波等物理治疗，是可以根治的。

如何预防乳腺增生

* 保持心情的舒畅、情绪的乐观是防御乳腺增生的最好武器。
* 年龄在16~50岁的女性，都应定期进行乳腺普查，月经后第3~7天为最佳检查时机，可通过自查、触诊、钼靶等方式检查。35岁以上的女性应该1~2年做1次；50岁以上的女性应1年1次；高危人群（有乳腺病家族史、卵巢癌、腺体癌的女性），有重度增生的女性应半年检查1次，进行动态观察。20~35岁的女性应3年进行1次红外线或乳腺外科检查。
* 减少人工流产次数，以减少乳腺增生的概率。
* 生活规律、适当运动。平时应劳逸结合，睡眠充足，少熬夜；适当进行跑步、扩胸等可以增强胸部健美的运动。
* 哺乳时间要充分。女性产后不哺乳或哺乳不足8个月，会造成乳汁瘀积，引发乳腺疾病的概率升高。
* 避免激素药物和美容产品的使用。
* 最好不要佩戴过紧，或是有挤压隆胸效果的胸罩，这会影响乳房的新陈代谢和淋巴回流，导致乳腺增生。

九、为什么提倡母乳喂养

在银行工作的谭琳20岁出头就结婚了。刚结婚的时候,夫妻两个人就挤在单位宿舍,加上丈夫当时正在读研究生,于是他们不敢要孩子。不知不觉就过了12年,谭琳已经做到一家银行分行的副行长,家也搬了3次,平时出门都以车代步,养活孩子早已不存在经济上的问题。

但是谭琳还是不想要孩子,"我很喜欢现在的生活方式,平时大家各忙各的,家务交给钟点工,周末就开着车到处跑,或者找朋友打打球、爬爬山,乐在其中"。听说谭琳要丁克,家长不乐意了,天天往谭琳家里跑,轮番轰炸,搞得谭琳每天头昏脑涨的。正当谭琳犹豫不决的时候,单位的年度体检结果让她颇为震惊——她患上了严重的乳腺增生。

乳腺增生、乳腺癌等疾病频频侵袭现代女性,越来越多的临床案例显示,大龄剩女罹患乳房疾病的概率比同龄已婚女性要高出数倍。不少"剩女"在婚育大事上,一拖再拖,很多人早就超过国家规定的晚婚晚育年龄线,还迟迟未有人生大事的筹划。剩女与乳腺癌渐行渐近,乳腺癌是女性发病率最高的癌症,在癌症死亡排行中仅次于肺癌。只有得到爱抚、经常哺乳的乳房才会更健康,并可显著降低癌变的风险。

哺乳女性患乳腺癌的风险更低

迟结婚、迟生育、迟哺乳是导致乳腺癌高发的3个危险因素。有研究发现,女性在30岁以前生第一胎并哺乳,比30岁后再生育罹患乳腺癌的风险低得多,而连续7年哺乳的妇女可降低50%的风险。究其原因,这与妇女怀孕后,孕激素分泌增加对抗了雌激素,而且哺乳期妇女体内雌激素的水平较低有关。雌激素可刺激乳腺增生,雌激素水平过高容易诱发乳腺癌。

如果"剩女"享受到单身的快乐，身心愉悦那还好。若是因为种种原因被迫单身，再遭受失恋等负面事件的打击，罹患乳腺癌的风险可进一步被心理因素放大。另一方面，乳房是一个性器官，得到适当的按摩不但可以疏通血液运行，还可调节心情，增强免疫力，癌变的机会就会大大减少。

乳房大小与乳腺癌风险无关

不少女性热衷于整形整容，隆胸就是她们的一个选择，然而坊间"隆胸致癌"的传言又让她们"心惊惊"。大型临床试验目前暂未发现女性在隆胸后，罹患乳腺癌的风险会增高。而且乳房的大小与癌变风险没有关系，即乳房大者不一定容易得乳腺癌，乳房小者也可能有严重的乳腺增生。

哺乳可缓解和预防乳腺增生

哺乳期的妈妈们会担心乳腺增生是否可以给宝宝喂奶。事实上，乳腺增生不会影响怀孕，也不会影响喂奶，而且在某种程度上说，喂奶对乳腺增生还有一定的预防和缓解作用。

乳腺增生症是由于内分泌功能失调所引起的乳房疾病，而喂奶是对乳腺功能的一种生理调节，适当哺乳对乳腺是有利的。乳腺增生的妈妈，如果能坚持喂奶甚至可以增加喂奶的次数，不但不会影响宝宝的喂食，也不会加重乳腺增生的病情，还可以促进乳房康复，有效缓解乳腺增生的病情。而对于没有乳腺增生的妈妈来说，哺乳能在一定程度上起到预防乳腺增生的作用。所以，建议妈妈们都给宝宝以母乳喂养，这不但能给宝宝最好的营养，还有助于乳房健康，让乳腺增生不再成为女性朋友的困扰。

十、乳房对食物也有好恶

你知道吗？据研究发现，大约有1/3的乳腺疾病都与饮食有很大关系。以下是有利于乳房健康的食物名单，女性朋友们多吃不但可以防病治病，还有利于乳房的健康发育。还等什么，行动起来吧。

乳房喜欢这些食物

* **大豆**：增加大豆食品的食用对乳房健康大有裨益。因为大豆和由大豆加工而成的食品中含有异黄酮，这种物质能够降低女性体内的雌激素水平，减少乳房的不适。

* **食用菌类**：银耳、黑木耳、香菇等食物，是天然的生物反应调节剂，能增强人体免疫能力，有较强的防癌作用。研究表明，多吃食用菌可为女性的乳房健康加分。

* **海带**：海带对于女性来说，不仅有美容、美发、瘦身等保健作用，还能辅助治疗乳腺增生。之所以具有缓解乳腺增生的作用，是由于海带含有大量的碘，可促使卵巢滤泡黄体化，使内分泌失调得到调整，降低女性患乳腺增生的风险。

* **坚果、种子类食物**：坚果、种子类食物包括含卵磷脂的黄豆、花生等，含丰富蛋白质的杏仁、核桃、芝麻等，它们含有大量抗氧化剂，可起到抗癌的效果。而且，坚果和种子类食品可增加人体对维生素E的摄入，而摄入丰富的维生素E能让乳房组织更富有弹性。

* **鱼类及海产品**：黄鱼、甲鱼、泥鳅、带鱼、章鱼、鱿鱼、海参、牡蛎以及海带、海蒿子等，富含人体必需的微量元素，有独特的保护乳腺的作用。

* **牛奶及乳制品**：牛奶及乳制品中含有丰富的钙质，有益于乳腺保健。

乳房不喜欢这些食物

✳ **含盐量高的食物和快餐食品**：盐和其他含钠元素量高的食物，会让女性体内保持更多的体液，增加乳房不适。因此，女性应尽量吃一些含盐量较低的食品，少吃罐头和较咸的熟食品。快餐食品往往含盐量也较高。需要指出的是，快餐中的油炸食物含热量极高，会加速体内雌激素生成，使乳腺增生更严重，也应当少吃。

✳ **咖啡**：过量摄入咖啡、可乐等刺激性饮料，容易增加乳房组织的体液，加重乳房的肿胀感，使乳房感到不舒适。

✳ **肉类**：肉类食品不仅含有过多热量，而且含有较高的胆固醇。胆固醇会刺激人体分泌更多的性激素，而绝大多数的乳房肿块与性激素分泌相关。专家提倡，在日常饮食中，女性应该适当控制含有激素的肉食摄入量。

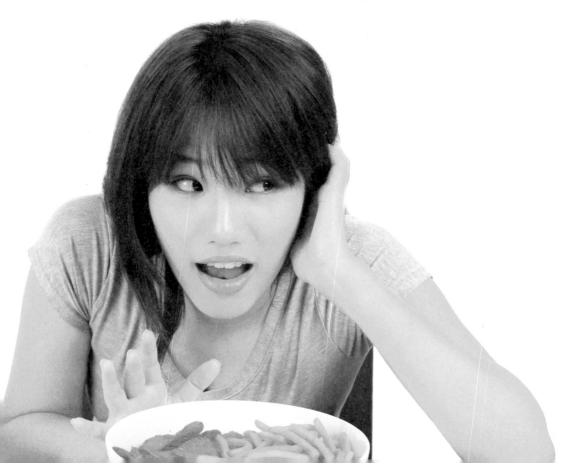

十一、专家解疑：乳腺增生与乳腺癌

 ## 乳腺增生就是乳腺癌的前奏吗？

不是。乳腺增生是女性最常见的乳房疾病，随着社会的发展和人们生活节奏的加快，乳腺癌的发病率也在不断上升。在日常体检中有不少女性查出乳腺增生、乳腺肿物等乳腺疾病，因而非常担心发展为乳腺癌，真是"谈癌色变"。但是，乳腺增生并不是乳腺癌的前奏。

乳腺增生是由于体内内分泌紊乱，激素分泌不均衡所引起的。主要是雌激素分泌异常增多，孕激素相对减少，对乳腺的保护作用下降，所以产生乳腺结构的异常。百分之七八十的育龄女性都有不同程度的乳腺增生，但是大部分属于单纯性的乳腺增生，表现为乳房胀痛、肿块，同时随着月经周期的变化而变化，月经结束后雌激素水平下降，乳房不适症状明显减轻，肿块减小。在这种情况下，乳房一般不会发生癌变。

但是，病理上所说的囊性乳腺增生病则有癌变的可能。这种增生的腺泡导管末端高度扩张，从而形成囊肿，乳腺导管上皮细胞可呈乳头状增生，导管内形成乳头状瘤，这种情况属于癌前病变。在囊性增生的基础上，容易出现非典型增生，甚至中重度的非典型增生，癌变的机会明显增加。

❤ 了解乳腺增生的病因

如果女性患了乳腺增生，则首先要知道乳腺增生的发病原因。乳腺增生一个很重要的诱发因素是情绪变化，焦虑紧张、压力过大、工作劳累、生活不规律、熬夜等，都很容易引起乳腺增生。乳腺增生的治疗一般以自我调节为主，以用药为辅，调整自己的情绪，改变不良的生活习惯。尽量少吃高能量、高脂肪的快餐食品，还要尽量避免一些刺激性的食物，如特别辣的刺激性食物、浓咖啡、浓茶，多吃一些清淡的食物。

　　得了乳腺增生要定期自查。如果发现有肿块，或者有与平时不一样的地方，如月经结束以后肿块不缩小、质地较硬，这样的情况都应及时到医院检查。另外，增加运动量可预防乳腺增生，也可服用舒肝理气、软坚散结的中药来进行调理。

♥ 乳腺癌与乳腺增生

　　触摸时，乳腺癌肿块非常坚硬，即使很小，但是和一般的乳腺增生肿块的感觉不一样，边界不清，活动度也差。一般乳腺癌的早期临床表现为无痛性肿块，即没有任何疼痛的硬块，如果继续增长，局部晚期肿块侵袭胸大肌或者侵犯胸壁周围组织时就出现顽固性疼痛，很多晚期病人需要用吗啡类止痛药，这种疼痛一般人很难忍受，但早期一般没有感觉。而乳腺增生往往开始就有疼痛的感觉，疼痛表现为刺痛、隐痛，丝丝拉拉不舒服，局部胀痛，有时候由肩膀向后背放射，有时候乳头周围痒痛。

　　自查时，应常规检查一下腋窝或者锁骨上方，如触到肿大的淋巴结，应及时到专科医院就诊，因为有些乳腺癌以腋窝及锁骨上的淋巴结转移为首发症状，称为隐匿性乳腺癌，常常需要借助彩超、乳腺钼靶及核磁共振检查寻找原发病灶。自查一般在月经结束后的 3~7 天进行。有些乳腺癌同时伴有乳头溢液，常为血性溢液。

♥ 乳腺检查项目有哪些

　　先问诊，做一个乳腺检查，初步判断，再进一步进行超声、乳腺钼靶、核磁共振检查，不能排除癌变时做穿刺病理诊断。

♥ 多久检查一次乳腺

　　一般单位体检都是从 35 岁开始，以医生手诊和超声检查为主。和国外相比，中国乳腺癌发病比国外早 10~15 年，应从 30 岁甚至更早就开始体检。

　　对于高危人群，如有些病人 12 岁前来月经，或者有的病人绝经比较晚，说明激素在体内作用时间较长，持续作用于乳腺，乳腺是雌激素的靶器官，这些患者属于高危人群。还有大龄未婚，35 岁以上才生育第一胎，结婚以后未育的，或者生育后不哺乳的女性也都属于高危人群。年轻时患肿瘤，做过胸部放疗的也是高危人群。还有遗传因素、肥胖、糖尿病、抽烟、喝酒等，也可能会增加患病风险。高危人群可采用缩短体检时间，增加频率，一年做 2 次检查来预防。

十二、关爱乳房胀痛的食疗方

　　方雯今年30多岁，老家在农村，为了贴补生计，刚结婚不久就和老公到城里打工。当她无意中发现自己左胸部有一个硬硬的包块时，并没有放在心上，反正不痛不痒的，又没什么影响。谁知过了没多久，大概在月经来潮前几天的时候，方雯乳房有硬块的地方开始胀痛，怪难受的，月经过后才好一些了。方雯记得之前也发生过月经前乳房胀痛的情况，只能在心里暗暗希望这都是正常的生理现象。

　　直到明显感觉到乳房硬块越长越大，还老是觉得腰酸乏力，方雯有点慌了。听说乳房会生癌的，心想不会这么倒霉让自己碰上了吧，那整个家就完了。思来想去，方雯让老公陪着去医院做了检查。检查显示乳房两边都有肿块，属于乳腺增生，虽然不是癌症，但也要积极治疗，可能还要做手术。

　　一听做手术，方雯又害怕起来，她和老公商量之后，最终决定看中医。

　　老中医先生看到方雯神疲倦怠，舌淡、苔白，脉沉细，属于冲任失调，血瘀痰凝，积聚于乳房中而生结块，不通则痛。传统中医认为，此病多与脏腑功能失调、气血失和有关，是由于内分泌功能紊乱而引起乳腺结构异常的一种疾病，多发于20~40岁的妇女。现代人的精神压力大、生活节奏快，更容易郁怒伤肝、思虑伤脾、气滞血瘀、痰凝成核，积而成块。

　　老中医根据方雯的症状，给她开了疏肝理气的中药和一个辅助方：蒲公英热敷。方雯回去之后，按医嘱吃药休息，每天使用蒲公英进行热敷，半个月后乳房疼痛感减轻，1个月后乳房肿块消失。方雯别提有多激动了。

　　在这里要提醒一下：乳房有肿块，平时要按时作息，保持心情舒畅，加强体育锻炼，避免过度疲劳，保持乳房清洁，密切注意乳房的变化。另外，临床上发现乳房肿块，除了乳腺增生的原因外，还有乳腺纤维腺瘤、乳腺囊肿等可能性。因此，女性一旦发现自己的乳房有肿块，一定要先确定病因，再对症治疗。

　　还有，心理的治疗也非常重要，尽量少生气，保持情绪稳定。

治疗乳房肿胀的小偏方

蒲公英热敷

蒲公英60克，煎水2次，取汁，加入皮硝100克，搅拌融化，待温时用干净毛巾浸湿，捞出，以不滴水为宜，趁热覆盖于患处，不热了更换毛巾，每日敷3~4次，每次敷20分钟。连敷2天疼痛即减，1周后即愈。**此方对急性乳腺疾病、瘰疬等有很好的效果。**

莲藕煮水

莲藕50克，蒲公英40克。将莲藕切成片，将莲藕、蒲公英分别用清水冲洗一下，去除杂质，放入锅中，加水煎煮，去渣取汁；取2次过滤药液，混匀后即可服用，每日服1剂，分3次温服，连服3~5日。**本方适用于急性乳腺炎、乳腺增生。**

葱须丸

葱须不限量，枯矾少许。将葱须洗净，切碎，放入枯矾同捣为泥，捏成小丸如黄豆大，每次服4丸，服后微发汗，每日服2~3次，连服3~5日。**本方治乳疮，具有消肿散瘀、行气活血的作用。**

韭菜鸡蛋敷

韭菜60克，鸡蛋2个。将韭菜和鸡蛋放锅内炒至半熟，用布包好敷在患侧腋下，挤紧即可，每日1次，2~3次即愈。**此方温中行气、散瘀解毒。**

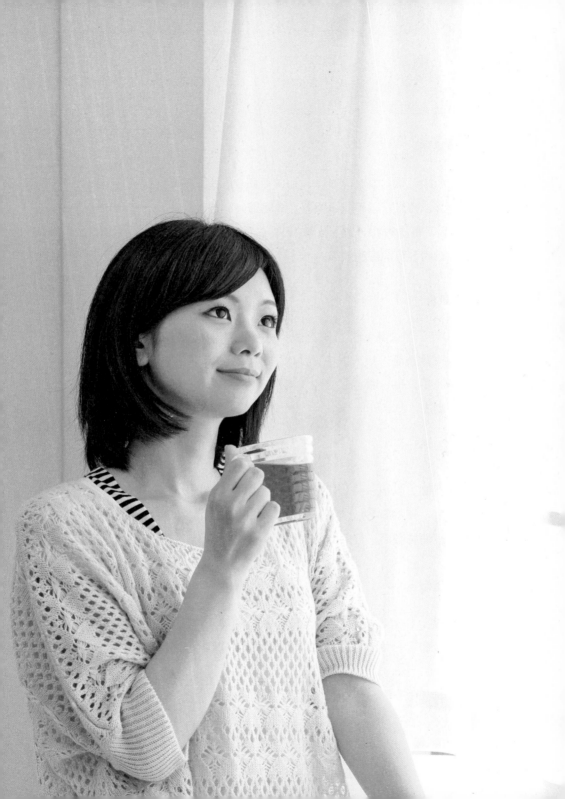

第二章

痛经，女人的

"老朋友"

　　痛经，几乎每个女性提及它都会"闻风丧胆"。痛经是指经期前后或行经期间，出现下腹部痉挛性疼痛，并伴有全身不适，严重者会影响日常的生活。痛经是妇科常见病和多发病，困扰无数女性，有调查显示我国超过一成的女性正经受这种病症的煎熬。有多少女性，每个月"好朋友"光顾时，是没有腹痛、身体不适这些症状的呢？

一、痛经，从少女时代开始的苦头

痛经之苦主要在于排山倒海的痛，从身体的最深处滚滚而来，如果你没有亲身经历过，根本无法明白这种感受，每次痛得大汗淋漓，"她就像一个臭脾气的大小姐，稍微侍候不好就给你尝苦头"。于是，便有了这样的一句话——每一个痛经的姑娘，上辈子都是折翼的天使。

少女踏入青春期，开始出现月经，是进入性成熟过程的重要标志，但这却不是一个十分美好的过程。因为有很多的少女随着月经来潮，却开始忍受每月一次的痛经。少女们的痛经一般都是属于原发性痛经，而原发性痛经一般与下面这些因素有关。

精神、心理因素

处于青春期的少女的生殖器官发育还不完全，容易致使植物神经功能紊乱、子宫收缩强烈，从而引起痛经。如果少女在经前精神过于紧张，反而会加重痛经的症状。

子宫因素

少女的子宫发育不良、子宫位置异常或宫颈管狭窄，都会导致经血流通不畅，此时就需要刺激子宫剧烈收缩，才能排除潴留的经血，这样就会引起痛经。

内分泌因素

子宫内膜和经血中的前列腺素如果含量过高，会使得子宫平滑肌收缩剧烈，导致子宫缺血，引起痛经。

体质因素

有些少女一开始来月经的时候，是没有痛经现象的，但是在身体健康出现问题，如患上一些慢性病时，通常伴有痛经。当慢性病治愈后，痛经也会消失。

另外，有些少女痛经是与身体受凉有关。在平时的生活中，特别是月经来潮时，少女应该注意保暖，以免受凉。

轻度痛经、中度痛经与重度痛经

* **轻度**：经期或其前后小腹疼痛明显，伴腰部酸痛，但能坚持工作，无全身症状，有时需要服止痛药。

* **中度**：经期或其前后小腹疼痛难忍，伴腰部酸痛、恶心呕吐、四肢不温，用止痛措施疼痛可暂缓。

* **重度**：经期或其前后小腹疼痛难忍，坐卧不宁，伴腰部酸痛、面色苍白、冷汗淋漓、四肢厥冷、呕吐腹泻或肛门坠胀，严重影响工作、学习和日常生活，采用止痛措施无明显缓解，需卧床休息。

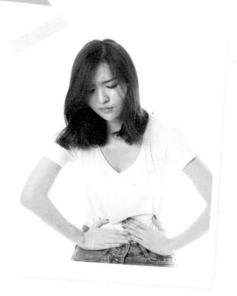

原发性痛经的日常护理小常识

首先，要避免外在因素引起的痛经，如阴道炎等妇科疾病引发的痛经。保持私处清洁，勤换内裤。

其次，经期前和经期要避免食用生冷、寒凉的食物，以免寒凝血瘀而使痛经加重。月经期间也不适宜多食用辛辣香燥的食物，适当地补充纤维素、维生素C、维生素E，可预防或减轻痛经。注意加强营养，多休息，不要有剧烈的情绪波动，保持心情愉悦。

最后，要注意腰腹部的保暖。室内外温差大的时候，如果此时衣着单薄，容易受凉受寒，直接导致宫寒，加重痛经。所以，少女们不要贪图美感，而忽视保暖工作。

二、痛经也有可能是疾病信号

　　每个女人都可能遇到一次或多次的痛经，不仅影响正常生活，而且还可能引发其他疾病，如不孕症等。即使一开始痛经不算严重，但一味地忍着、拖着，迟早也会拖出毛病来。

　　很多难孕、不孕、子宫内膜增生、子宫内膜异位、宫颈和盆腔炎症的患者，其实在发病前很长的一段时间里，就已经有月经不正常、痛经的症状。而且可以断定的是，这类女性朋友平时的白带也不会正常。

　　由于无器质性病变，原发性痛经一般不会对女性的生殖健康造成影响。而继发性痛经则是指在初潮时没有疼痛，后天逐渐出现的疼痛。患者年龄一般在25岁以上，可能因生殖器官的病变引起，如子宫内膜异位症、盆腔炎、子宫腺肌症、子宫肌瘤等，从而引发女性不孕，或是输卵管通而不畅，发生宫外孕。因此，继发性痛经一定不能忽视。在经期出现痛经的备孕女性，孕前一定要去医院做进一步的检查，确认生殖系统是否存在病症，积极配合治疗，趁早将不孕症等生殖系统疾病的"火苗"扑灭。

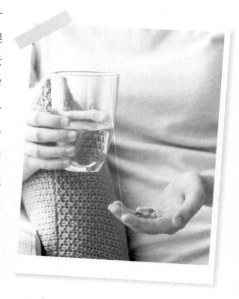

　　例如，子宫内膜异位症是引发重度痛经的主要疾病，很多需要手术；盆腔炎应进行抗炎治疗；原因不明的严重痛经，则需要使用合适的药物来缓解。

三、经期的痛，结婚之后就会消失吗

　　小岚每次月经来潮时，总是痛得在床上直打滚，连正常上班都不行。小岚的妈妈每次都跟她说，忍一忍，等到结婚之后，痛经就会消失了。于是，小岚只能咬紧牙关，把希望寄托在结婚之后。

　　但是，结婚之后就真的不会痛经了吗？总是听到老一辈的人这样跟年轻的女性说。这到底有没有科学的依据呢？

　　事实上，痛经的主要原因是女性体内分泌的前列腺素过高，而导致子宫异常收缩。前列腺素分泌量越多，痛经的症状就越厉害。那么，为什么一些女性结婚或生育后痛经会有所缓解呢？这是因为青少年时期，人体的神经内分泌系统尚未发育成熟，内分泌还不规律。随着身体发育，一些女性也就不再痛经了。这也是很多女性的痛经都发生在刚来月经的头几年的原因。

　　然而，婚后或生育后，痛经有所缓解的女性也只占一部分，还有一些女性仍然受到痛经的折磨。这是因为痛经还分为原发性痛经和继发性痛经。原发性痛经是指生殖器官无器质性病变的痛经，主要与月经期子宫内膜合成和释放前列腺素增加有关，一般初潮开始就会发生。原发性痛经基本上在分娩后都会消失。

　　而继发性痛经是指由子宫器质性病变疾病（如子宫内膜异位症）引起的痛经。继发性痛经的女性往往会出现内生殖器与周围组织粘连、输卵管变形或宫腔闭锁等情况。

　　如果女性患上的是继发性痛经，那么即使是结了婚，生了宝宝，痛经仍不会消失，并且痛经的程度会随着子宫器质性病变的程度加重而更严重。因此，婚前有痛经史的女性，一定要提高警惕，及早去医院做身体检查，以确定自己是哪种痛经的情况。

四、缓解经期不适的六大营养素

女性朋友每个月"大姨妈"造访前都有这么几天，各种讨厌的症状都会依次出现，如腹痛、胸胀、烦躁易怒，真是让人不胜其烦。此时除了安慰她们"多喝热水"之外，真的是爱莫能助了吗？

营养专家发现，经前的不适与营养素的缺乏有关。只要补充相应的营养素，就能轻松愉快地度过每一个经期。那么，你到底缺乏什么营养元素呢？又该如何补充呢？

维生素E

张芬每个月的经期前一周左右，就会发现自己的胸部变硬，而且乳房胀痛到碰都不能碰，十分难受。其实这是经前综合征的常见症状之一。

摄入维生素E的女性，胸部不适会降低11%。不仅如此，维生素E还能抑制前列腺素的分泌。前列腺素的分泌会使子宫收缩，引发疼痛。所以服用维生素E也能缓解腹痛。

> **富含维生素E的食物**
>
> 猕猴桃、瘦肉、蛋类、奶类、坚果、大豆、小麦胚芽、甘薯、山药、黄花菜、圆白菜、菜花以及用芝麻、玉米、橄榄、花生、山茶等原料压榨出来的植物油。

赘-3脂肪酸

敏敏在每次月经前的一个星期，就会开始感觉到断断续续的腹痛。当临近经期的2~3天，这种疼痛就变得更加剧烈，有时甚至觉得难以忍受，需要服用止痛药。

腹痛和胸部不适一样，都是最为常见的经前问题。如果女性在每天的饮食中摄入一些赘-3脂肪酸就能缓解40%的腹痛。赘-3脂肪酸能减少女性体内某一种激素的分泌，而这种激素在经前期会加剧子宫收缩，引起腹痛。另外，赘-3脂肪酸还能缓解因经前综合征引起的焦虑。

> **富含赘-3脂肪酸的食物**
>
> 深海鱼类，如三文鱼、金枪鱼等。

色氨酸

晶晶从经前一周就开始失眠，有时即使睡着了，也很容易被惊醒。由于休息不好，白天的时候总觉得疲惫不堪、体力不支。

由于激素的变化，大约有60%的女性在经前一周都不容易入睡。不过，摄入色氨酸能有效地提高睡眠质量，这是因为身体会利用色氨酸，产生一种化学复合胺来帮助安然入睡。

> **富含色氨酸的食物**
>
> 花豆、干酸奶、奶酪干、南瓜子仁、腐竹、豆腐皮、干鱿鱼、干墨鱼、黑豆、紫菜、黑芝麻等。

锌

人如其名、貌美如花的美美每个月都能准确地知道自己月经来潮的时间。因为月经来潮的前几天，讨厌的痘痘总是准时出现在她漂亮的脸蛋上，美美为此十分苦恼。

脸上长痘痘是女人最烦恼的事情之一。一项研究表明，不长痘痘的女性，体内锌的含量明显比长痘痘的女性高。锌能阻碍一种酶的生长，而这种酶能够导致发炎和感染。此外，锌还能减少皮肤油脂的分泌，减少感染的机会。所以要消灭小痘痘，给自己补点锌吧!

> **富含锌的食物**
>
> 瘦肉、猪肝、牛肉、山羊肉、牡蛎、虾、扇贝、鱿鱼、螺蛳、小麦胚粉、蕨菜、山核桃、口蘑、松子、香菇、南瓜等。

钙

乐乐平时很注重自己的身材。但是让乐乐很苦恼的是,她会在月经前一周发胖。因为她在这个时候特别容易觉得饿,并且对甜食有强烈的渴望,总是管不住自己的嘴。

为什么有一部分女性在经期前会像乐乐一样,总觉得饿、想吃甜食?这是因为女性体内缺钙,情绪容易波动起伏,情绪不好的女性容易通过暴饮暴食来发泄不快。经前摄入钙,饥饿的感觉会降低48%。通过补充含钙高的食物,可以缓解经前饥饿的症状,同时还能缓解经前头痛,消除身体水肿。

> **富含钙的食物**
>
> 奶类、豆类、海藻类、芝麻酱、虾皮,还有水果、蔬菜类。

维生素B$_6$

芳芳每次月经前都会变得喜怒无常,容易哭泣、抑郁、发脾气。芳芳的丈夫为此摸不着头脑,就连芳芳自己都搞不明白为什么会出现这样的情绪变化。

相信很多的女性都经历过经前情绪不稳定的情形。研究表明,那些摄入了足够维生素B$_6$的女性,在经前能够保持情绪的稳定。这是因为维生素B$_6$能帮助合成提升情绪的神经传递素,如多巴胺。还有一项研究表明,如果维生素B$_6$和镁制剂一起服用的话,还能缓解经前焦虑。

> **富含维生素B$_6$的食物**
>
> 花生、鸡肉、动物肝脏、豆类、蛋黄,还有水果、蔬菜类。

五、根据体质调理痛经

无论是哪种原因引起的痛经，要想调养，女性首先要了解自己属于哪种体质。从中医的角度上来看，我们的体质分为六种类型：寒凝血瘀型、湿热蕴结型、气滞血瘀型、气血虚弱型、阳虚内寒型、肝肾虚损型。六种不同的体质所需要的调养方式也不尽相同，那怎么辨别自己属于哪种体质呢？可以从以下的条件来判断。

寒凝血瘀型

♥ 症状

以下腹冷痛或绞痛为主，伴有手足不温、月经量少、有血块、舌质黯、苔白腻、脉沉紧或沉弦，热敷可以缓解痛感。寒凝血瘀型的女性通常喜欢喝冰凉饮料，四肢容易冰冷，吹到冷风时痛经加重。

♥ 对症方药

少腹逐瘀汤：小茴香10克，干姜10克，延胡索10克，没药6克，当归15克，川芎10克，肉桂5克，赤芍15克，蒲黄12克，五灵脂10克

湿热蕴结型

♥ 症状

经期或经前下腹灼痛，有灼热感，伴有腰部疼痛，不可按。而且低热起伏，月经质稠。湿热蕴结型的女性通常非经期时带下量多，色黄，舌红，苔黄腻，脉弦数。

♥ 对症方药

清热调血汤：丹皮10克，黄连6克，生地10克，当归10克，白芍10克，川芎10克，延胡索10克，桃仁10克，红花10克，莪术10克，香附10克

气滞血瘀型

♥ 症状

痛经伴有腹胀、排便不顺，情绪波动、压力大的时候症状更明显。还伴有乳房胀痛，月经量少或行经不畅，血液循环较差，经色紫黯，有血块。气滞血瘀型的女性通常肤色暗沉、皮肤干燥，月经来时会有血块。

♥ 对症方药

膈下逐瘀汤：当归15克，川芎10克，赤芍15克，桃仁10克，红花10克，枳壳10克，延胡索10克，丹皮10克，五灵脂10克，乌药10克，香附10克，甘草6克

气血虚弱型

♥ 症状

经后下腹隐痛，小腹及阴部空坠，喜按。常伴有神疲之力，气短懒言，纳少便溏，经少色淡，舌淡，苔薄白，脉细弱。此类女性通常容易疲劳，可能伴有贫血，脸色偏黄或偏白，较无血色。说话有气无力，比较小声。经痛的时候是绵绵的痛，平时容易头晕或轻微头痛。

♥ 对症方药

圣愈汤：人参10克，黄芪20克，当归10克，川芎10克，熟地10克，赤芍10克

阳虚内寒型

♥ 症状

小腹冷痛，喜按，得热则舒，经色淡黯。还伴有腰膝酸冷，小便长寒，舌淡黯，苔白润，脉沉。阳虚内寒型的女性通常很怕冷，手脚冰凉，目倦神疲，后背发寒，头重脚轻，还会有腹痛、腹泻等表现。

♥ 对症方药

艾附暖宫丸：艾叶炭 15 克，香附 300 克，白芍 100 克，当归 150 克，川芎 100 克，生地黄 50 克，黄芪 100 克，吴茱萸 100 克，官桂 25 克，续断 75 克

肝肾虚损型

♥ 症状

行经后小腹隐痛，腰部酸痛，月经量少，色淡黯，质稀，或头晕耳鸣，舌淡红，苔薄白，脉细弱。此类女性通常平时就有腰酸，到了月经来时腰酸更厉害。

♥ 对症方药

调肝汤：当归 15 克，白芍 15 克，山萸肉 12 克，阿胶 10 克，巴戟天 10 克，山药 15 克，炙甘草 6 克

上面这些痛经的症状，女性朋友们可以借此初步判断自己是属于哪一种类型的体质，再配合调养。一旦出现痛经，一定要谨慎对待，不根据自身实际情况就胡乱治疗的话，不仅得不到疗效，还有可能加重病情。

六、改善体质的最好时期——坐月子

吕薇临盆比预产期提前了一周，住在乡下的婆婆在孙子出生2天后，才来到医院探望媳妇。可老人家一进病房，就忍不住双眉紧锁，心里犯起了嘀咕："这医院怎么能给产妇开空调，月子里的人可是连风扇都不能吹的啊！"再一看，吕薇正从卫生间走出来，头发湿漉漉的还滴着水，显然是刚洗完头。婆婆很纳闷：如今的年轻人怎么一点都不懂产后的调养呢？

有关产后调养，老一辈和年轻人的观点差别越来越大，有时免不了会产生争执。那么，现代的中医到底如何看待产妇坐月子这个问题呢？

中医认为，刚分娩的产妇大多身体虚寒、肌肤毛孔疏松，应该用温阳补气的食物和药物进行调养，避风免寒。民间所说的"不能让风或风扇直吹"是对的，因为直吹的风容易使产妇受寒受凉，引发各种疾病。民间有用艾草、姜皮、鸡血藤褒水洗澡的风俗，这是利用姜皮的温性来祛除风寒，利用艾草、鸡血藤的

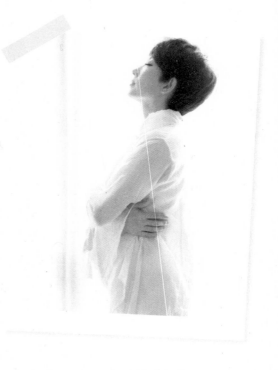

活血作用来排除身体内的恶露，这些做法都是有利于产妇身体康复的。

坐月子期间，是女人一生中改善体质的最好时机。有些女性怀孕前体质弱，面色萎黄，身形消瘦，月经期间经痛更是常有之事。但是往往生完孩子后，身体

突然就好了起来。其实这并不稀奇，这正是她坐月子期间调养得当的缘故。相反，月子没有坐好，将为产妇的身体健康埋下许多隐患。中国人讲究坐月子，并不是迷信，恰恰相反的是，它是一种科学，一种我们老祖宗花了几千年时间总结出来的宝贵经验。

中国人自古就很重视坐月子。千百年来，中国已经形成了独特的月子文化。文化讲究的是传承，但是现在很多年轻人拒绝坐月子，因为她们从小接受西方的教育，耳濡目染的是西方的文化。她们认为，西方人都不坐月子，生完孩子出医院就去上班，我们中国人也没必要坐月子，以为坐月子是中国传统文化中的糟粕。

思想行为"与国际接轨"本不是什么坏事，对外来文化"取其精华"并没错，但不应就此认为，中国传统的东西就是落后的，就是糟粕。坐月子期间，吃雪糕、喝冰水，毫无禁忌地四处走动，参加减肥瘦身运动等"西化"行为，并不适合我们东方人的体质。一方水土养一方人，东方人和西方人的体质是不一样的，因此养护的方式自然也会不同。就像养不同的花，我们需要浇不一样多的水；收藏不同的宝石，也需要给予不同的养护。中国产妇好好坐月子，进补、休息，这对于自身身体的恢复是很有帮助的，更可以借此机会好好调养身体，将原有的不良体质因素改善。中国人就像玉一样，需要养，而且需要以我们自己的方式来养，坐月子就是其中之一。

坐月子是女人第二次发育。坐月子的目的，就是通过正确的调理方法、恰当的食补与食疗、适度的运动，使新妈妈的体能、体质逐渐恢复，甚至调养得比怀孕之前更好。

七、专家解疑：子宫腺肌病也会引起痛经吗

 子宫腺肌病也会引起痛经吗？

是的。子宫腺肌病是子宫内膜腺体和间质侵入子宫肌层形成弥漫或局限性的病变，是妇科常见病。子宫腺肌病过去多发生于40岁以上的经产妇，但近些年呈逐渐年轻化趋势，这可能与剖宫产、人工流产等手术的增多有关。

子宫腺肌病的特征是在子宫肌层中出现了异位的内膜和腺体，伴有其周围的肌层细胞肥大和增生，故有子宫内子宫内膜异位症之称。而盆腔内子宫内膜异位症则称为子宫外子宫内膜异位症。许多学者认为两者并非同一疾病，其相同之处是二者均受卵巢激素的调节。

现在我们已经了解什么是子宫腺肌病，那么，子宫腺肌病又是怎么引发痛经的呢？

子宫腺肌病痛经是继发性进行的加重的痛经，常在月经来潮前一周开始出现，当经期结束痛经即缓解。这是因为来月经时，子宫肌层内的异位子宫内膜在卵巢激素的影响下充血、肿胀以及出血，同时还增加了子宫肌层血管的血量，使坚厚的子宫肌层扩张，引起严重的痛经。

子宫腺肌病痛经的治疗手段较多，临床决策需结合患者的年龄、症状及生育要求进行个体化选择，并且常常结合手术、药物等综合性治疗方案。

♥ 手术治疗

包括根治手术和保守手术。根治手术即为子宫切除术，保守手术包括腺肌病病灶（腺肌瘤）切除术、子宫内膜及肌层切除术、子宫肌层电凝术、子宫动脉阻断术以及骶前神经切除术和骶骨神经切除术等。

* 子宫切除术用于患者无生育要求，且病变广泛，症状严重，保守治疗无效。而且，为避免残留病灶，以全子宫切除为首选，一般不主张部分子宫切除。

* 子宫腺肌病病灶切除术适用于有生育要求或年轻的患者。因为子宫腺肌病往往病灶弥漫并且与子宫的正常肌肉组织界限不清，因此如何选择切除的方式以减少出血、残留并利于术后妊娠是一个很令人困惑的问题。不同学者有不同的方案，目前并没有一个统一的术式。

♥ 介入治疗

近年来，随着介入治疗技术的不断进步，选择性子宫动脉栓塞术也可以作为治疗子宫腺肌病的方案之一。其作用机制有：

* 异位子宫内膜坏死，分泌前列腺素减少，缓解痛经；

* 栓塞后子宫体变软，体积和宫腔内膜面积缩小，减少月经量；

* 子宫体积不断缩小和平滑肌收缩，阻断引起内膜异位的微小通道，从而降低复发率；

* 局部雌激素水平和受体数量下降；

* 在位内膜侧支循环的建立，可由基底层逐渐移行生长恢复功能。

♥ 药物治疗

对症治疗

对于那些症状较轻，仅要求缓解痛经症状，尤其是近绝经期的患者，可以选择在痛经时，以非甾体抗炎药对症处理。此类患者在绝经后病痛就会得到解除，而不需手术治疗。

假绝经疗法

性腺激素释放激素激动剂的注射可以使体内的激素水平达到绝经的状态，从而使异位的子宫内膜逐渐萎缩，而起到治疗的作用。此方法又称为"药物性卵巢切除"或"药物性垂体切除"。

假孕疗法

部分学者认为孕激素可使异位的子宫内膜蜕膜化和萎缩，从而控制其发展。但也有学者认为子宫腺肌病异位的子宫内膜多为基底层的子宫内膜，对孕激素并不敏感。所以孕激素治疗子宫腺肌病的效果尚存争议。

八、关爱痛经的食疗方

初三的学生璐璐每次来月经都痛得特别厉害，不吃止痛药就不能缓解，每个月都要为此请假，让她身心俱疲。有一次正上课，璐璐疼得面无人色，老师发现后让她赶紧去医务室，她却疼得站不起来，最后被几个男同学背了出去。

也是那次之后，璐璐的妈妈觉得这样下去不行，带着她到一个有名的老中医那问诊，希望能彻底治好这个病。老中医看璐璐舌质紫暗，舌边有瘀点，脉沉弦，属于气滞血瘀型的痛经，就对她说："止痛药你以后不要吃了，回去煮红糖姜水喝，将姜片煎汤后加红糖调味，每日1次，坚持一段时间就会有所改善的。"

除了喝红糖姜水之外，老中医还叮嘱璐璐平日要适当吃一些具有疏肝理气、活血调经作用的食物，如白萝卜、柑橘、佛手、茴芫荽等；而且不可以过食生冷寒凉食物，要注意保暖；讲究卫生，少食含咖啡因的食物；避免神经紧张，造成月经期间不适。

大概过了2个月吧，璐璐回到老中医那里复诊时，她看上去脸色红润、容光焕发，心情也特别好。璐璐说，她在来经前两天就开始喝红糖姜水，直到月经干净，真的不痛经了，基本没有血块出现，脸色也好了很多。

中医将痛经辨证分为五种证型：气滞血瘀、寒湿凝滞、湿热瘀阻、气血虚弱、肝肾亏损。女人气血郁滞，气血运行欠畅通，故经前或经期小腹胀痛、拒按，经量少或排出不畅；经血瘀滞，故色暗有块；瘀滞随经血而外泄，故经后疼痛自消。但若郁滞之因未除，则下次经期腹痛复发。

从中医的角度来说，红糖性温，味甘，入脾，具有益气补血、健脾暖胃、缓中止痛、活血化瘀的作用；生姜性微温，味辛，有发汗解表、温中止呕、温肺止咳、解毒的功效。两药合用，能补气养血、温经活血，适用于小腹冷痛、量少色黯者。

需要注意的是，只有原发性痛经患者用食疗效果较好，而继发性痛经常见于内异症、子宫肌瘤、盆腔炎症性疾病、子宫腺肌病、子宫内膜息肉和月经流出阴道梗阻等，必须积极治疗原发病，这样才能真正远离痛经。

治疗痛经的小偏方

红糖姜水

干姜、红枣、红糖各30克。将干姜、红枣分别用清水冲洗一下，干姜切片，红枣去核，放入锅中加水适量，放入红糖进行煎煮，喝汤吃红枣。经前1~2天开始服，每日服1剂，连服3~4天。**本方能温经散寒，适用于寒性痛经。**

姜枣花椒汤

生姜25克，红枣30克，花椒100克。将生姜去皮洗净切片，红枣洗净去核，与花椒一起装入瓦煲中，加水1碗半，用文火煎至剩大半碗，去渣留汤。行经前3日饮服，每日饮用1剂，分2次温服，5日1个疗程。**本方具有温中止痛之功效，适用于寒性痛经，并有光洁皮肤的作用。**

艾叶红花饮

红花3克，生艾叶10克。将生艾叶洗净，放入杯中，加入红花，冲入开水300毫升，盖上杯盖，闷20~30分钟，徐徐服下。一般在经来前1天或来经时服用2剂。**本方能调经活血，适用于月经不调、痛经。**

益母草蛋汤

鸡蛋2个，益母草30克，延胡索15克。放入砂锅中加入适量清水同煮，鸡蛋熟后去壳再煮片刻，去渣，吃蛋喝汤。行经前1~2天开始服用，每日服1剂，连服5~7天。**此方适用于肝肾不足、湿阴瘀滞、腰膝无力、妇女痛经等。**

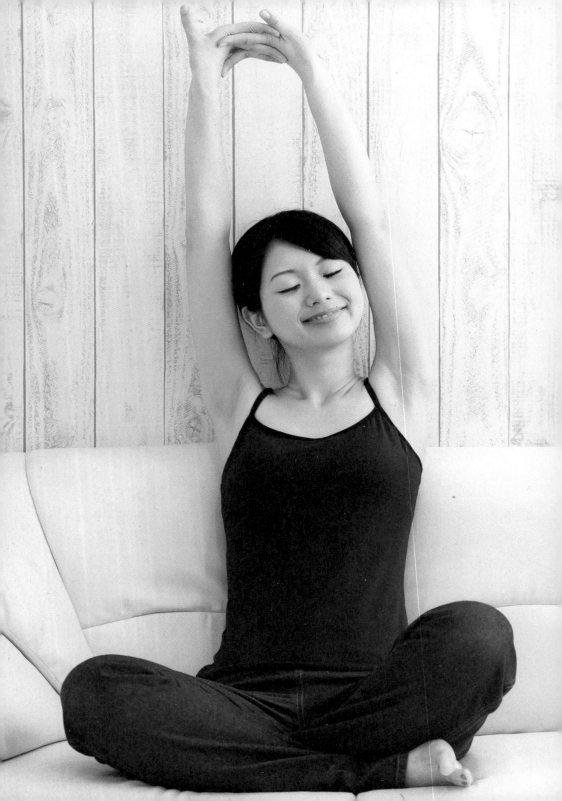

第三章

月经不调，生命密码紊乱

女孩长大，仿佛是一瞬间的事情。昨天她还绕于你膝前，口发稚嫩的童声，恍然便亭亭玉立。她躲得远远的，你想靠近，她便如受惊的小猫，跳开了。她开始对你有所保留，甚至避开你关切的手掌。这些改变都只因小女孩已蜕变为小女人。从此，她将如其母，发育、恋爱、生子……不过，"潮汐"却不见得每个月都能准时到来。假如没有潮涨潮退的自然规律，生命的密码便难以一代代相传。

一、月经不调怎么判断

　　每天的快节奏工作让 26 岁的李婷总是行色匆匆。有一次，李婷惊讶地发现刚刚才离开十多天的"好朋友"又再度降临，为什么 1 个月中会有 2 次呢？李婷仔细地回顾了一下，才醒觉自己的经期已经有好长一段时间都不太"循规蹈矩"，有时提前，有时推后，量也比以前多了。由于担心自己的身体出现什么异常，李婷隔天就去医院检查了。医生在排除了器质性病变的可能后，询问了李婷的生活情况，并肯定地告诉她，是由于长期压力过大，导致精神紧张，从而使内分泌紊乱，改变了月经的规律。

　　月经在生活中有很多别称，如"老朋友""大姨妈"等。的确，对于一个正常的育龄女性，月经是一个每月必会的"好朋友"。那你知道究竟什么是月经吗？从医学上来说，月经是指伴随女性激素的周期性变化，子宫内膜发生周期性的脱落及出血。它是女性生殖功能成熟的标志之一。

　　月经正常是衡量女性生殖健康的一个重要指标，也是女性受孕的必备条件之一。每2次月经第1日的间隔时间称为一个月经周期，长短因人而异。正常女性的月经周期都有自己的规律，平均为28~30天，一般21~37天之间都算正常，也有的长至45天，如果没有其他不舒服，就可认为没有异常。

　　经期是指每次月经持续的时间，一般为2~7天，多数是3~6天。一般经期的第2、3天出血最多。

　　月经量很难精确统计，医学上常通过每日更换月经垫的次数来粗略估计，多数学者认为每月的经量应在80毫升以内。月经血一般呈暗红色，不凝固，里面包含着子宫内膜碎片、宫颈黏液及脱落的阴道上皮细胞。

　　月经不调也称月经失调，是妇科常见的疾病，表现为月经周期或出血量的异常，可伴有月经前、经期时的腹痛及全身症状。病因可能是器质性病变，也可能是功能失常。

月经不调的症状

* 月经提前或推迟7天以上，或不来潮；
* 月经周期未达21天或长达37天以上；
* 月经周期正常，但月经量过多或月经来潮持续时间长；
* 月经周期正常，但月经量过少或月经来潮持续时间短；
* 月经来潮前或月经来潮时，肋骨疼痛，小腹发胀，感觉身体忽冷忽热；
* 经血呈紫黑色、猩红色和汩水状；
* 血块和经血一同排出，经期中感觉恶心，并有呕吐症状。

　　当自检的结果达到上述症状的一半或一半以上时，就是月经失调，应及时到医院接受适当的检查。可采用雌激素、孕激素单一或联合的周期治疗，也可用中药治疗，还可根据患者的情况选择不同的促排卵药物来改善卵巢的功能，或代替垂体及下丘脑的部分功能。表现为月经周期或出血量的紊乱有以下几种情况：

不规则子宫出血

　　这是一个临床症状，具体包括月经过多或持续时间过长或淋漓出血。常见于子宫肌瘤、子宫内膜息肉、子宫内膜异位症等疾病情况或功能失调性子宫出血。

功能失调性子宫出血

　　功血是指内外生殖器无明显器质性病变，而由内分泌调节系统失调所引起的子宫异常出血，是月经失调中最常见的一种，常见于青春期及更年期。分为排卵性和无排卵性两类，约85%病例属无排卵性功血。

绝经

　　绝经意味着月经终止，指月经停止12个月以上。但围绝经期常有月经周期和月经量的改变。表现为月经周期缩短，以滤泡期缩短为主，无排卵和月经量增多。

闭经

　　闭经可以由不同的原因引起，通常分为原发性和继发性两种。凡年过18岁仍未行经者称为原发性闭经；在月经初潮以后，正常绝经前的任何时间内（妊娠或哺乳期除外），月经闭止超过6个月者称为继发性闭经。

二、偶尔月经不调不必慌张

洋洋是一个正在读大学的姑娘。她的家在南方却在北方读大学。每年寒暑假，只要洋洋一回家，月经就开始不准，有时候甚至2个月才来1次。但只要一回学校，过一段时间，就又正常了。这种偶发性的月经不调究竟是什么原因造成的呢？

月经是子宫内膜脱落的过程。虽然看起来只是跟子宫有关，但实际上是身体好几个"部门"共同协作的结果，当然，"最高指挥官"还是大脑。而我们的身体是非常敏感的，一旦环境改变，神经系统必然要迅速做出调整，以此应对外界环境的变化。这时其他器官接收到大脑的信号，也就相应做出变化，目的是为了更好地适应新环境。可是，这个适应的过程不是马上就能实现的，它需要一定的时间。在这段时间里，子宫也在调整，所以极有可能出现月经不调。

等到身体已经适应了环境，各个器官、各项生理活动恢复正常，月经也就随之规律起来了。不过像洋洋这种情况，从北方到南方，过上一个月寒假又回到北方，身体可能一直处于调整状态，所以2个月才来1次例假也并不算是病。只要月经来的时候，月经量和经血颜色都没什么变化，就没关系。

假如你平时月经一直挺准的，那么偶尔提前或者推迟个三五天都不是问题。因为我们的身体原本就是非常敏感的，偶尔一些生活上的不良习惯，或者环境的改变，都可能会引起短暂的月经失调。

比如，现在越来越多的女孩子为了追求苗条的身材，减肥简直成了常态，三天两头就要节食一段时间。暂且不说节食减肥效果如何，但它给月经带来的直接问题就是，身体里的脂肪和蛋白质含量太低，所以没有办法合成足够的雌激素。而且，你的大脑会发出信号："最近身体的营养不够，不适合怀孕生宝宝，所以不需要着急排卵了。"于是月经总是延期而至，或者来潮时经量稀少，甚至还有可能暂时闭经。所以，女孩子们太瘦了，也未必是好事。为了身体健康，不能盲目跟风、盲目减肥。

另外，压力过大也会导致月经不调。如果最近感觉压力山大，情绪波动起伏明显，那么对神经系统也会产生影响，使得化学信号在身体里的传递出现错误，而这些信号一旦传递错误，月经提前或者推迟，也就在所难免了。

偶尔的月经不调是正常的吗？女人的一生会排出400多颗卵子，也就意味着会有400多次月经。偶尔遇见几次月经不调，这都是难免的，不算什么大事。所以，假如你一年半载才出现一次月经不调，并且情况不严重，那就不需要把这事儿太放在心上。

虽说偶尔月经不调不算什么大问题，大家用不着太紧张，不过终究也不是好现象。规律的月经周期有赖于在日常生活中养成良好的习惯，注意保暖不受凉，减肥和增肥都遵循科学的指导，这些都能帮助我们把月经保持在一个平稳的状态上。

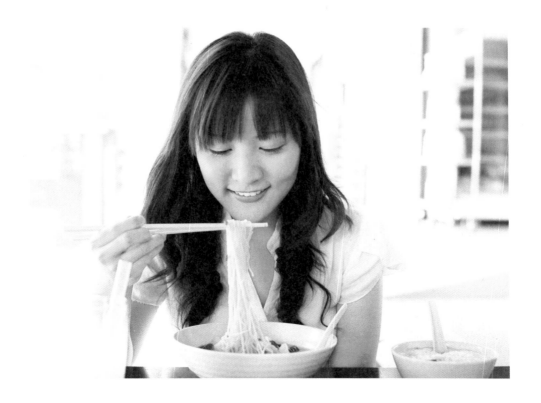

三、月经不调可能与妇科病有关

月经不调是困扰很多女性朋友的问题，主要表现为月经周期或出血量的异常。很多的月经不调并不是由遗传导致的，而是由后天的各种原因所致。导致月经不调的原因很多，如果不能正确认识，往往会不断复发。

为什么会月经不调

妇科类疾病

妇科类疾病引起的内分泌功能失调，这种情况造成月经不调、闭经、多囊卵巢等。

血液系统疾病

血液系统的疾病，如贫血、血液系统的肿瘤也会造成月经不调。

神经内分泌失调

神经内分泌失调，包括青春期功血和更年期的功血，都能成为引起月经不调的原因。

子宫本身畸形

子宫本身的畸形，如先天无子宫、先天无阴道，还有先天阴道闭锁，都会导致月经不调。

生殖器官的器质变化

生殖器官的一些器质变化，包括生殖器官的炎症，比如子宫内膜炎、子宫上长肿瘤，还有卵巢肿瘤（包括一些卵巢颗粒细胞瘤），这些肿瘤分泌的雌激素会造成月经不调。

月经不调的原因基本就是以上这些。专家提醒，月经不调并不是什么小毛病，如果不加以重视，很可能引发其他妇科疾病。同时月经不调也是女性内分泌紊乱的征兆之一，这也是需要重视月经不调的原因之一。

四、长期月经不调是不孕信号

从备孕女性的角度来说，不孕不是突然来袭的，女性的身体早已通过各种迹象发出警报。如果能早早地读懂身体发出的求救信号，及时做好保养和治疗，就能在很大程度上防治不育。长期的月经不调就是不孕的信号之一。

通常情况下，月经不调本身是不会导致不孕的，但是长时间的月经不调会引起其他并发症，这就难免会影响生育了。引起月经不调的因素有很多，像一些妇科疾病、营养不良、生殖问题以及月经期的卫生等都会引起月经不调。

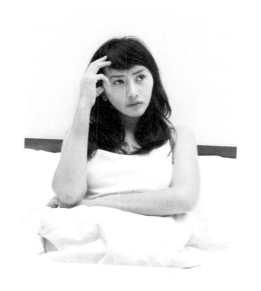

月经周期主要是由下丘脑－垂体－卵巢三者之间的相互作用来调节的，下丘脑调节垂体的功能，而垂体又调节卵巢的功能。不管其中哪个环节出错都会诱发月经不调。而卵巢的功能异常会影响到女性正常排卵，甚至不排卵，从而会引起不孕。

月经不调的原因是复杂多样的，有诱发不孕的可能，特别是器质性原因，如卵巢早衰、多囊卵巢综合征、子宫肌瘤、子宫内膜癌等引起的月经不调得不到及时治疗，很可能会影响日后生育。因此，为了避免月经不调而酿成不良后果，出现月经不调的时候就得及时调理。

五、月经过多可致失血性贫血

月经，既是女人的生命之河，定时给子宫以灌溉和清理，也是女人巨大魅力的源泉，失去它，女人便失去了生育能力，从此步入衰老。然而，越来越多的女性，在生命之河里屡遭波折。月经不调，渐渐成为了困扰众多女性的巨大难题。

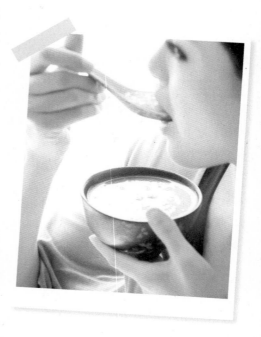

长期月经不调引起月经量过多，会使得经血大量流失，导致气血亏损。如果没有得到及时治疗，就会转化为周期性的头痛，或是其他较为严重的头痛类型。有的女性由于长期的月经量过多，甚至会失血过多，引发失血性贫血。月经的本质是气血，根源是五脏，传统中医通过调和五脏、补充气血来治疗月经不调所引起的失血性贫血。

 小贴士

▶失血性贫血属于缺铁性贫血，血液中含有大量的血红蛋白，而铁元素和蛋白质是合成血红蛋白的主要原料。所以补铁和蛋白质是治疗失血性贫血的关键。因此失血性贫血患者可以服用营养铁剂，以补铁、生血。一般服用1~3个月，贫血便会得到改善。饮食上多吃海带、木耳、紫菜、瘦肉、猪肝、鸡鸭肝、红枣等食物辅助补充，效果会更好。

长期月经不调还有什么影响

影响美容

月经不调会打乱内分泌系统的正常运作，从而导致女性面部出现明显的色斑和暗疮，这不仅会影响女性朋友们的心情，而且还会减损女性的魅力。

导致不孕

女性的月经量过多或者月经期时间过长，月经量过少或者经期较短，月经频发或月经周期延长等都会导致不规则子宫出血，从而引发不孕症。

引发妇科炎症

月经不调的发生容易导致患者出现月经性关节炎、子宫内膜移位、宫颈炎、月经性牙痛、月经性哮喘等病症，这对女性朋友们来说非常危险。

导致女性早衰

月经不调会导致女性出现绝经的症状，这不仅会导致女性早衰，而且还会影响夫妻间的性生活和谐，是女性婚姻生活的一大威胁。

月经不调给女性的生活及工作带来了较大的困扰，因此积极地做好预防非常重要。保持规律的作息，调整好心态有助于月经顺畅。因为情绪问题会导致内分泌功能失调，内分泌功能失调便会造成女性月经不调。因此，在日常生活中，女性朋友要调节好个人情绪，这样可以避免月经不调。

对于月经不调究竟会给患者带来什么样的危害，现在大家都很清楚了，女性朋友在日常生活中一定要保养好自己的身体，在发现月经不调的时候一定要及时治疗。通常月经不调的调理需要花费一定的时间。

六、巧补女性气血的七大食物

女人容易衰老，一方面是由于气血不足，另一方面是因为肌肤氧化加速。这两个原因成为了女性提早进入衰老状态的两把利剑。而很多常见的食物都有补充气血和抗氧化的功效，女性多食用这些食物，不仅可以改善气血不足的症状，还可以延缓衰老，永葆青春。

番 茄

番茄营养丰富，具有生津止渴、健胃消食、清热解毒、补血养血的功效。番茄富含茄红素，生吃能补充维生素C，熟吃则能补充抗氧化剂。

注意事项

● 脾胃虚寒及月经期间的妇女不宜生吃番茄。
● 不宜空腹吃番茄。空腹时胃酸分泌量增多，番茄所含的某种化学物质与胃酸结合易形成不溶于水的块状物，食之会引起腹痛。
● 未成熟的青色番茄含龙葵碱，过多食用可导致中毒，出现头晕、恶心、呕吐及全身疲乏等症状，严重时还会危及生命。

蓝 莓

蓝莓中含有丰富的营养成分。除了糖和维生素C外，蓝莓中还含有维生素E、熊果苷、蛋白质等营养物质。蓝莓不仅有良好的保健作用，还具有防止脑神经老化、保护视力、抗癌、软化血管、增强人体免疫等功效。蓝莓还是很好的抗氧化食品，它富含的花青素是纯天然的抗衰老营养补充剂，可防止胶原蛋白分解。女性适当地食用蓝莓，可气血双补、延缓衰老。

葡萄

葡萄不仅味美可口，而且营养价值很高，是不错的补血佳品。成熟的葡萄中含糖量高达10%~30%，以葡萄糖为主。多吃葡萄可帮助女性延缓肌肤衰老，提高肌肤的抗氧化能力。

不宜人群

- 糖尿病人。葡萄含有大量的果糖，对于患有糖尿病的人来说，吃葡萄容易导致血糖上升，所以糖尿病人平时尽量不要吃葡萄。
- 腹泻患者。经常腹泻的人最好少吃葡萄，因为葡萄具有助消化的效果，如果出现腹泻再吃葡萄，就会加剧腹泻的症状。

鲑鱼

鲑鱼具有补虚劳、健脾胃、暖胃和中的功效，有助于调补气血。而且鲑鱼还是很好的抗氧化食物，因为含有丰富的不饱和脂肪酸，可以对抗肌肤氧化。处于孕期或哺乳期，适当食用鲑鱼，还可以促进胎儿大脑和神经系统的发育。

生吃不是最佳方案

- 生吃鲑鱼时，海鲜中的硫胺素酶会破坏食物中的维生素B_1。其次，适度加热不仅不会使鲑鱼中的蛋白质、不饱和脂肪酸受到破坏，反而有利于蛋白质的消化吸收。

黑芝麻

黑芝麻含有大量的脂肪和蛋白质，还含有糖类、维生素A、维生素E、卵磷脂等营养成分，有健胃保肝、美容养颜、促进红细胞生长的功效。黑芝麻可以补肝肾、益精血，对于调补女性气血不足很有疗效。

菠菜

　　菠菜有"营养模范生"之称，它富含类胡萝卜素、维生素C、维生素K、矿物质（钙、铁等）等多种营养素。菠菜是极佳的抗氧化食物，其中的抗氧化剂既能激活大脑功能，又可增强青春活力，有助于防止大脑衰老。菠菜还是补血佳品，因为富含铁质，适当食用可以改善人体贫血的症状。

食用禁忌

● 菠菜食用前先用开水焯一下，以免菠菜中的草酸与钙结合引起结石。

● 菠菜不宜与牛奶等钙质含量高的食物同食。

● 菠菜不能和豆腐一起吃，二者同食会引起结石，还影响人体对钙的吸收。

黑枣

　　黑枣富含蛋白质、糖类、有机酸、维生素B和维生素E等多种营养元素，还含有磷、钙、铁等微量元素，有补肾与养胃的功效，并对延缓衰老、增强机体活力、美容养颜很有帮助，所以黑枣被称为"营养仓库"。经常食用黑枣有助于补气养血、明目活血、利水解毒、润泽肌肤、乌须黑发。

食用禁忌

● 食用过量会引起胃酸过多和腹胀，忌与柿子、海鲜同食。

● 黑枣不宜空腹食用。黑枣含有大量果胶和鞣酸，这些成分与胃酸结合会形成硬块。

七、专家解疑：多囊卵巢综合征与月经不调

 多囊卵巢综合征会引起月经不调吗？

是的。多囊卵巢综合征是女性最常见的内分泌紊乱性疾病。其临床表现多样化，典型的表现为卵巢多囊性改变、高雄激素血症和黄体生成素、促卵泡激素比值增高，不同程度的月经异常、不孕、多毛、痤疮、肥胖等。

月经不调多见于青春期的多囊卵巢综合征患者，是由排卵障碍引起的，可表现为青春期功能失调性子宫出血，临床表现多为月经稀发或闭经，偶见月经频发、原发性闭经或者是规律的无排卵月经。

此外，多囊卵巢综合征伴有月经不调的人，子宫内膜癌的发生率较高。这是由于卵巢不排卵，子宫内膜缺乏孕激素的保护，长期受到雌激素刺激造成的。多囊卵巢综合征除了药物治疗，还要及时调整生活习惯和饮食，防止摄入过多热量，避免营养过剩或不足；同时要坚持体育锻炼，控制体重。

 小贴士

▶患上多囊卵巢综合征，生活方式上要多加注意：

◎调节饮食，注意各种营养物质的均衡和适度，注意科学节食，避免辛辣刺激、油腻肥甘，宜清淡饮食，多进青菜、瓜果；

◎避免盲目服用减肥药品；

◎注意劳逸结合，加强锻炼，增强体质，但应避免剧烈运动；

◎稳定情绪，注意自我调整，保持乐观情绪、心情舒畅，避免暴怒、抑郁、过度紧张和长期焦虑；

◎采取避孕措施，避免多次流产手术，也应避免长期服用避孕药。

八、关爱月经不调的食疗方

余曼在广告公司上班，经常要加班，客户一句不满意，她就要和同事们熬到深夜。等到回家洗漱完，已经凌晨了，几乎就没有在夜里12点前睡过觉。偶尔早回家一次，余曼反而还睡不着了。时间久了，她老是感觉特别疲惫，心烦易怒，脸色黯淡无光，时不时蹦出几颗痘痘，完全没有青春女性的朝气。

最近几个月，余曼发现她一直还算准时的月经也混乱了，有时候提前1个星期，有时候推迟半个月；有时候量非常大，有时候又反常的少；经前乳房胀痛，浑身酸软无力，难受得很。有一回给妈妈打电话，余曼无意中提到这几天"大姨妈"来了。妈妈奇怪地问："不是刚刚来过吗？这才几天啊？"听到余曼说月经已经混乱几个月了，余妈妈急了："你这孩子，怎么一点都不长心呢？这是小事吗？老大不小的人了，弄不好要影响以后生孩子的。明天不要上班了，去医院看看。最好看中医，好好调养调养。"

于是，余曼"奉命"来到一家中医馆，跟老中医详细地讲了她的问题。老中医看她舌黯红，苔白，脉弦细，推断是肝郁肾虚性月经不调。

中医认为，月经不调主要因七情所伤或外感六淫，或先天肾气不足、多产房劳、劳倦过度，使脏气受损，肾肝脾功能失常，气血失调，致冲任二脉损伤，发为月经不调。症状有月经量过多、月经量过少、月经过频、月经稀发等。

老中医提醒余曼："工作固然重要，但也不要拿自己的健康作赌注。尽量调整作息时间，把生活过得有规律些，这是治病的关键。另外，我这里有一个食疗偏方，你回去试用一下。"

随着生活、工作节奏的加快，越来越多的女性不得不长期熬夜、昼伏夜出，或者失眠，改变了身体原有的生物钟，引发机体生命节律发生紊乱，导致女性体内的脑垂体分泌的促激素紊乱，进而影响了女性的排卵周期，出现月经不规律。因此，女性平时要注意休息、减少疲劳，加强营养，增强体质；尽量避免剧烈的情绪波动和精神刺激，保持心情愉快；防止房劳过度，经期绝对禁止性生活。

治疗月经不调的小偏方

益母草蛋汤

　　鸡蛋4个，益母草、桑寄生各40克，红糖适量。鸡蛋煮熟去壳，益母草、桑寄生洗净。把熟鸡蛋、益母草、桑寄生放入清水锅内武火煮滚，改文火煲半个小时，再放入红糖即可。饮用时去益母草和桑寄生，饮汤吃蛋。每周服用3次，1个月经周期为1个疗程。**此方温经养血、祛瘀止痛，对于月经不调有疗效。**

当归鸡蛋红糖水

　　当归5克，鸡蛋2个，红糖100克。将煮熟的鸡蛋剥壳后和当归、红糖一起煮，每周喝1~2次，连服3个月。**本方适用于身体虚弱、月经不调者。**

红枣益母草汤

　　红枣20枚，益母草10克，红糖10克。加水共炖。饮汤，每日早晚各饮1次，连服1个月。**本方用于治疗经期受寒或贫血等造成的月经不调、疼痛、腰酸。**

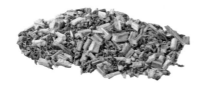
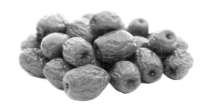

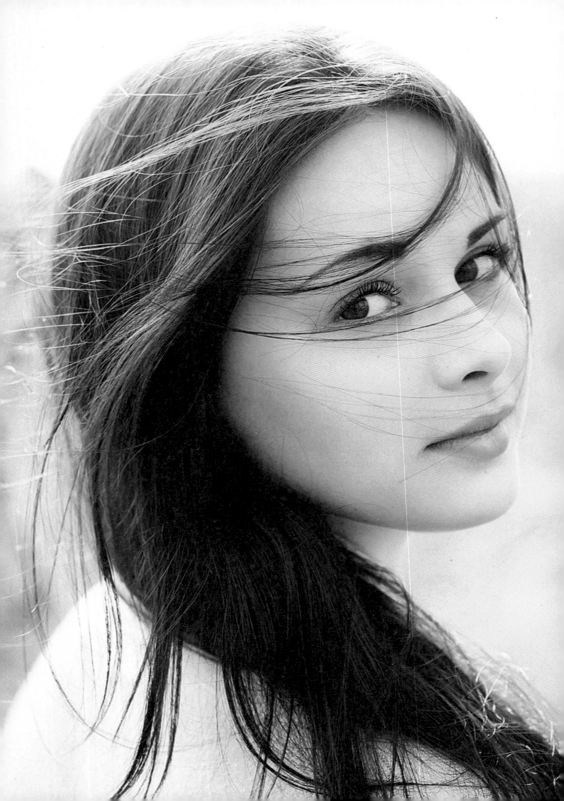

第四章

闭经，

身体在呼救

　　很多女性朋友都觉得每个月的"大姨妈"十分麻烦，而且有相当一部分女性在"大姨妈"光顾的时候备受折磨。但是，当"大姨妈"过期不至的时候，女性朋友们又会觉得很着急、担心，生怕自己身体出现问题。与其说正常的月经是每个月女性身体健康的报到，倒不如说闭经是女性身体发生状况时的一个呼救信号。

一、月经怎么不来了

现在好多女性都会笑着说"大姨妈"是最拽的亲戚了，它想来就来，想走就走。它来的时候吧，即使恨得咬牙切齿，也还得好声好气地伺候着。哪个月它不来了，又日盼夜盼，充满疑虑——为什么它该来的时候又不来了呢？

闭经是多种疾病导致的女性体内病理生理变化的外在表现，是一种临床症状，而并非某一疾病。闭经可分为原发性闭经和继发性闭经、生理性闭经和病理性闭经。

表4-1 闭经的不同类型

种类	表现	病因
原发性闭经	指年龄>14岁，第二性征尚未发育；或者年龄>16岁，第二性征已发育，月经还未来潮	消耗性疾病，特有的内分泌疾病等，通常可治愈；生殖道下段闭锁，可治愈；先天性无子宫，或子宫内膜发育不良，或子宫内膜损伤等，子宫内膜不能发生周期性的变化
继发性闭经	指正常月经周期建立后，月经停止6个月以上，或按自身原有月经周期停止3个周期以上	营养不良、过于消瘦；慢性消耗性疾病，如较严重的贫血、结核病等；50%的女性糖尿病患者伴有闭经；其他因素影响，如过度劳累，寒冷刺激；精神因素，如恐惧、紧张、害怕怀孕、盼子心切等
生理性闭经	指妊娠期、哺乳期和绝经期后的无月经	受孕后，卵巢黄体产生大量黄体素，刺激子宫内膜不断增生而不脱落形成月经；分娩以后，卵巢功能恢复需要一定时间，加上哺乳对卵巢的抑制，月经恢复得更晚；妇女到40岁以后，由于卵巢功能的逐渐衰退，月经经常数月一次，直至绝经
病理性闭经	指直接或间接由中枢神经-下丘脑-垂体-卵巢轴以及靶器官子宫的各个环节的功能性或器质性病变引起的闭经	精神上的创伤、恐惧、紧张等；营养不良；全身性疾病，如严重贫血、结核、肾脏病、糖尿病等；下丘脑-垂体疾病，如产后出血引起的席汉氏病、产褥感染、创伤，以及垂体肿瘤等使垂体功能减退，或服了避孕药使下丘脑-垂体功能障碍等

如果在非妊娠状态下，应该来的月经迟迟未来，甚至好几个月都没有来了，这是什么原因呢？

出现月经不来的情况，你首先可以考虑以下5个原因：

① 滥用药

滥用或经常大量使用抗生素，对女性而言可致月经失调、不排卵、闭经。这可能是药物抑制和伤害了人自身的抵抗力，导致了机体功能障碍。

 小贴士

▶ 良好的自身免疫力会帮助你抵抗轻微的小病。不要随便给抗生素"升级"。一旦用了高级的抗生素，再用低级的就不起作用了，因为病菌对其已产生了耐受力。因此，用药应询问医生，"升级"要慎重。

② 便秘

便秘可能会引起女性月经紊乱。直肠内大便过度充盈容易致使子宫向后倾斜。如果长时间反复发生子宫后倾，阔韧带内的静脉就会受压而不畅通，子宫壁会发生充血，并失去弹性。若子宫长期后倾，就会导致腰痛、月经紊乱。

 小贴士

▶ 杜仲茶是便秘者的上好饮品，可解除便秘、减少脂肪；每天早晚或饭后喝柠檬汁，能增进肠胃消化，并有软便功效；核桃、酸奶、青梅干都是润肠通便的零食；少食用咖啡和多吃香蕉也能起到促进排便的作用。

③ 压力

正值生育年龄的女性，如果长期处于压力下，会抑制脑下垂体的功能，使卵巢不再分泌女性激素及不排卵，月经就会开始紊乱。同样，长期的心情压抑、生闷气或情绪不佳，也会导致月经不调。

 小贴士

▶缓解精神压力，可适当做一些全身运动，如游泳、跑步等，每周进行1~2次，每次30分钟。多食用一些有减压作用的菜肴，如卷心菜、土豆、虾、巧克力、火腿、玉米、番茄等。

④ 吸烟

烟草中的尼古丁能降低性激素的分泌量，从而干扰与月经有关的生理过程，引起月经不调。每天吸烟1包以上的女性，月经不调是不吸烟女性的3倍。

 小贴士

▶改变不良生活习惯，果断戒烟。适量补充维生素C。维生素C能够减轻吸烟对身体的危害，可服用一些维生素C营养片，或多吃橘子、橙子、猕猴桃等水果。

⑤ 电磁波

各种家用电器和电子设备在使用过程中均会产生不同的电磁波，这些电磁波长期作用于人体会对女性的内分泌和生殖机能产生坏影响，导致内分泌紊乱、月经不调。

 小贴士

▶日常操作电脑时，要做好防护。最好不要长时间使用手机。少用微波炉，尽量避免多种电器同时开启使用，持续使用时间不可过长，次数不宜过频。多吃一些胡萝卜、豆芽、番茄、瘦肉、动物肝脏等富含维生素A、维生素C和蛋白质的食物，或经常喝些绿茶，都能有效预防和减轻电磁污染对人体的危害。

二、突然闭经往往是病变信号

　　由于工作繁忙，慧慧经常加班熬夜，有时回到家更是都没有洗漱就直接倒头睡觉。这样的日子持续了整整大半年，慧慧没日没夜地苦熬着。直到有一天，她突然发现自己已经 3 个月没有来月经。慧慧并没有男性伴侣，这让她十分疑惑，既然不是因为怀孕，怎么"大姨妈"会突然不来了呢？于是，慧慧请假上了一趟医院。不检查不知道，原来慧慧是因为作息不正常，饮食又不规律，导致内分泌紊乱而引起闭经。

　　如果女性朋友像慧慧一样，突然不来月经了，怎么办？月经不来也属于月经不调的一种，往往突然的闭经是身体某个方面发生病变或即将病变的信号。想要改善月经不调，首先必须弄明白发病的原因。

♥ 妇科病

　　如结核性子宫内膜炎、卵巢发育不良、卵巢不敏感综合征、多囊卵巢综合征及卵巢功能早衰等。

♥ 避孕药

　　长期服用避孕药，直接抑制女性体内雌激素的产生。

♥ 其他疾病

　　主要包括消耗性疾病，如重度肺结核、严重贫血、营养不良等；特有的内分泌疾病，如"肥胖生殖无能性营养不良病"等；体内一些内分泌紊乱的影响，如肾上腺、胰腺等功能出现紊乱。

♥ 营养缺乏

　　蛋白质、维生素的缺乏，可使内分泌腺功能降低，垂体合成和分泌促性腺激素受到抑制，同时还降低靶器官对激素的反应，而引起闭经。

♥ 精神刺激

　　情绪的改变，如学习、工作的压力、烦闷抑郁、过度紧张、重大的精神刺激等，会通过大脑皮质、丘脑及下丘脑的神经内分泌途径，或经大脑边缘系统影响下丘脑功能，导致下丘脑的促性腺激素释放激素分泌异常，从而导致了月经紊乱甚至闭经。

三、闭经小心不孕

人们常常用花来比喻女人——女人就像花儿一样娇俏，像花儿一样美好。女人气血充足，经期顺畅有规律，血液循环畅通，就像一朵开得正娇艳的花，香气袭人；如果气血虚弱，月经逾期未至，血液运行受阻，则像一朵快要枯萎的花，不仅会使得皱纹、色斑很快地布满花瓣，而且还会阻碍女性升级为幸福的妈妈。

女性到了一定年纪之后会出现闭经，这属于正常的生理现象，但近些年来，很多年轻女性也会遇到这种问题。病理性闭经对女性是有一定影响的，严重者甚至会影响女性受孕。导致闭经的原因很多，但无论是什么原因引起的，如果状态一直持续下去，子宫及卵巢就会开始萎缩并且功能逐渐退化。而且持续没有月经来潮，对于想要怀孕的女性来说，无疑是缘木求鱼，没有月经就不可能排卵，更别说受孕。

如果发现自己有闭经的征兆，一定不要掉以轻心。呵护好月经这个好朋友，才能使自己持续地美丽下去。以下几种闭经可导致女性不能生育，应引起注意。

垂体性闭经

闭经与垂体功能不足有关，可见于颅脑损伤、席汉氏综合征、颅脑部放射治疗后遗症等。

下丘脑性闭经

可由神经系统器质性疾病，如炎症、肿瘤等造成，也可由精神因素、环境改变、全身疾病、营养不良及药物因素造成。

子宫性闭经

由子宫内膜对激素不起反应或反应低下引起，多见于子宫内膜结核、子宫内膜损伤、子宫内膜粘连及发育不良等。患者即使通过激素调节，子宫内膜也不会脱落出血。

卵巢性闭经

主要由卵巢疾病所引起，由于雌激素水平过低，不能促使子宫内膜生长。患者体内的雌激素水平低，而促性腺激素却正常或偏高，应用人工周期治疗。

四、闭经和贪凉有关

专家提醒，受凉受寒也会导致月经稀发甚至闭经。中医说，"温则通，寒则凝"。妇女经期受寒冷刺激，会使盆腔内的血管过分收缩，可引起月经量过少甚至闭经。因此，女性可以说是喜温怕寒，应呵护好自己的身体，避免劳累过度，尤其是经期要防寒避湿。

洗冷水澡增强免疫力不靠谱

我们常常听到这个说法，长期洗冷水澡能促进血液循环，起到预防感冒、鼻炎的作用，还可以使皮肤变得更加光泽有弹性。但是一整个夏天都用冷水冲浴，夏天过完了，很多女生却发现自己的抵抗力似乎没以前那么好了，还容易感到疲劳。

有专业的研究发现，女性皮肤里的传感器异常灵敏，只要大脑接收到冷的信息，瞬间就会感受到冰凉，血管就会自然收缩。而且如果女性刚好处于特殊的生理时期，如经期、妊娠期等，此时受到冷水刺激，很容易诱发妇科疾病，因此，并不是每一个女性都适合洗冷水澡。尤其是身体抵抗力比较差的女性，本来抵抗力就差，再加上冷水的刺激，会引发感冒、发热等疾病。

盛夏气温比较高，持续用温度较低的冷水洗澡容易使寒气入体，出现手脚冰凉的现象。久而久之，女性就容易出现全身乏力、关节疼痛等症状。

洗冷水澡易患妇科病

女性洗冷水澡还会让一些妇科疾病，如白带异常、阴道炎、盆腔炎等趁虚而入。冷水的刺激会引起女性内分泌失调、闭经、腹痛。因此，处于孕、产、经期的妇女应尽量避免冷水刺激。另外，冷水中所含有的细菌也会趁机进入阴道，引发阴道炎等妇科疾病，严重的更会对女性以后怀孕、生理健康有一定的影响。

在日常生活中，应尽量避免冷水的刺激，有条件的话，应该在洗衣、做饭、保洁等家务劳动中使用热水，特别是孕妇、产妇和处于月经期的女性。女性经期受凉，会使盆腔内的血管收缩，导致卵巢功能紊乱，可引起月经量过少，甚至闭经。此外，女性应尽量避免用冷水冲洗阴道，防止细菌侵入阴道，引发不良症状。

炎炎夏日也莫贪凉

冷饮虽好，但不宜多喝。每当冰冷的饮料进入胃部时，女性的子宫内膜血管也会发生强烈的收缩，从而导致月经量锐减，经行不畅、血块积聚等，甚至发生闭经、痛经，严重者还会影响生育能力。通常饮品的温度以8℃~14℃为宜。

在炎炎夏日里，女性多穿着露脐装、低腰裤、迷你裙等相对清凉的服装，这样不仅清爽，又能展现诱人的身段。但是却容易使腰腹部受凉，影响血液循环，从而引发宫寒、痛经等问题，严重者可能会引起闭经。腰肾受凉还会导致食欲不振，引发女性气血失调，一味追求清凉会损害女性的健康。

 小贴士

▶经期要防寒避湿，避免淋雨、涉水、游泳、喝冷饮等，尤其要防止下半身受凉，注意保暖。经期不妨在食谱中添加大葱、豆类、南瓜、大蒜、生姜、栗子、橘子等食物。另外，醋、酱油、植物油、辣椒、胡椒等调料及炖牛肉、鸡肉高汤，都对受凉引起的闭经有一定作用。

五、专家解疑：卵巢早衰与闭经

❀ 卵巢早衰会导致闭经吗？

是的。正常妇女卵巢功能在45~50岁时才开始衰退，如果在40岁以前出现衰退迹象，医学上称之为卵巢功能早衰。这种女性常伴有闭经或少经、促性腺激素水平的上升和雌激素水平的下降，临床表现为不同程度的潮热多汗、阴道干涩、性欲下降等绝经前后症状。

卵巢功能衰退，可引起不同程度的潮热多汗、焦虑抑郁、心烦易怒等更年期综合症状；由于阴道干涩，润滑不足，不仅会使夫妻性生活受到很大影响，还可造成阴道黏膜破损，很容易引起病毒、细菌感染，诱发阴道炎或加重原有病情，给生活质量、身心健康均带来很大影响。

卵巢功能早衰是指女性曾有自然的月经周期，而在35岁之前出现卵巢萎缩性持续闭经。同时，临床上表现为第二性征退缩，卵巢功能早衰的女性会出现颜面烘热、心烦、易怒等更年期症状。平时易感冒，血清卵泡刺激素水平升高，达40单位以上，相当于绝经后妇女水平。原发性质的卵巢早衰，确切病因还不完全清楚。

卵巢早衰的预防

❋ **减少人工流产。**一些年轻女性错误地认为"人流"只是对肉体的损伤及疼痛，而未认识到其后引起的体内激素改变对人体的影响。

❋ **关注月经。**要重视月经的改变，卵巢早衰的发展过程是缓慢的。

❋ **坚持喝牛奶，多吃鱼虾及新鲜的水果和蔬菜。**少吃油炸食品，避免过多饮用咖啡、浓茶及酒类制品。

❋ **学会情绪调节。**现代社会生活节奏越来越快，工作和生活压力越来越大。这就需要女性学会把握良好的心态，排解不良的情绪。

✱ **科学减肥。**时下减肥已成为一种时尚，女性在节食过程中切不可减少富含蛋白质、维生素和各种微量元素的食物的摄入。

✱ **远离香烟。**"男人吸烟伤肺，女人吸烟伤卵巢"并不是危言耸听的，香烟中的尼古丁、镉和多环芳烃类物质会使卵巢受到各种毒害。因此，养护卵巢一定要远离香烟。

✱ **提高睡眠质量。**良好的睡眠是恢复身体疲劳，也是延缓卵巢早衰的方法之一，每天应该至少睡7个小时。有些女性长期睡眠不足，因加班、聚会、泡吧、通宵达旦上网等，在不知不觉中透支了自己的健康。

卵巢早衰的症状

✱ **眼睛干涩。**当卵巢早衰时，体内激素分泌不足，就会出现眼睛干涩的症状，很容易误以为是用眼过度而被忽略。

✱ **月经不调。**大部分卵巢早衰患者都出现月经量少的症状，部分患者在40岁以前月经就停止，而在进入持续的闭经之前都有过一段时间的月经紊乱状态。

✱ **生殖器方面。**性欲低下，阴毛、腋毛会脱落，阴道的分泌物减少。

✱ **神经系统症状。**多有情绪多变、易怒、易激动、易紧张、失眠多梦、记忆力衰退等症状。

✱ **心血管症状。**常有发热、忽冷忽热、大汗、头晕等症状，一天发生几次至几十次，且多在夜间发作。

卵巢早衰的治疗

临床上出现卵巢早衰的倾向，或已确诊卵巢早衰，都应该尽快治疗。病程的长短与疗效之间存在密切的关系，早发现早治疗，疗效较好。而病程长者治疗困难。在卵巢早衰漫长的治疗中，要结合补肾益精、健脾养血的有关食疗，药食同疗，相得益彰。

卵巢早衰要做到养治结合

　　与医生积极配合，按时服药。同时，要劳逸结合，保证睡眠，加强自我调养、自我保健。在生活上有规律地安排起居生活，坚持适当的体育锻炼和劳动，以改善机体血液循环，维持神经系统的稳定性。饮食上做到平衡合理，有目的地选择一些禽肉、牛羊肉等，配合蔬菜烹调食用，以起到补肾益精、健脾养血的作用。精神上应避免不良的刺激，减轻工作压力带来的紧张，学会放松，保持心情舒畅，情绪乐观开朗。若能做到这些，对防治卵巢早衰可起到事半功倍之效。

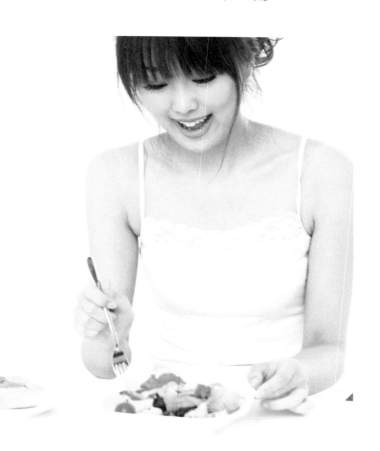

六、关爱闭经的食疗方

胡燕今年35岁，两年前曾经怀孕至5个月，因为下楼的时候不小心摔倒流产了。为此胡燕大病了一场，伤心了很久。病好后，为了转移注意力，胡燕把全部精力投入到工作中，拼了命一样加班加点。很快她就升职加薪，坐到了主管的位置。如今工作顺心，一切安稳，丈夫和胡燕商量着再要一个孩子，胡燕同意了。

因为最近有点腰酸背痛的毛病，很容易疲劳，胡燕便想着调养一段日子再怀孕。结果发现连着几个月了，月经都没有来。胡燕还以为这么快就怀上了，又高兴又担心，赶紧去买验孕棒，验孕结果却显示她并没有怀孕。胡燕郁闷不已，不知道哪里出了问题，只能更严格地按时作息，加强营养。不知不觉又过了2个月，月经还是没来，身体疲乏无力的情况也没有改善。胡燕慌了，难道想要个孩子还要不上了？于是她赶紧和丈夫一起到一家中医馆检查。

医生见胡燕面色萎黄，形体瘦弱，舌淡，脉细数，再结合她头晕目花、神疲气短的状况，推断是气血虚弱导致闭经。中医认为，闭经的病因病理比较复杂，可分为虚、实两种。虚者精血不足、血海空虚、无血可下；实者邪气阻、脉道不通，经血不得下行。胡燕这种气血虚弱者，多是劳伤心脾或大病、久病失血等以致冲任大虚，无血可下，需要补气养血通经治疗。

针对胡燕的情况，有一个非常简单的食疗方：桂圆粥。胡燕回去后立即开始食用这个食疗方，月经很快就来了，只是身体还需要调理。复诊的时候，医生又建议她要注意饮食和休息，不要挑食和偏食。要多吃高蛋白食物，如蛋类、牛奶、瘦肉、鱼类等，以及蔬菜、水果，以保证足够的营养物质的摄入；不要吸烟、喝酒；应避免精神紧张与不良刺激，以免气血紊乱，影响月经的正常来潮；适当地进行体育锻炼和体力劳动，以增强体质，保证气血的正常运行。

中医将闭经分为气血不足、肝肾阴虚、气滞血瘀、寒凝血瘀、痰湿阻滞等类型，治疗主要采用辨证分型，每种类型有不同的治疗方法，患者也要对症饮食。

治疗月经不调的小偏方

桂圆粥

桂圆25克，粳米100克，白糖少许。将桂圆、粳米共入锅中，加水煮熬成粥，调入白糖即可。忌饮酒、茶、咖啡等物。每日服1~2次，直至月经来潮。**此方可补益心脾、养血安神，适用于劳伤心脾、思虑过度、身体瘦弱、健忘失虑、月经不调等症。**

乌豆双红汤

乌豆（黑豆）50克~100克，红花5克，红糖30克~50克。将前2味材料置于炖盅内，加清水适量，隔水炖至乌豆熟透，去红花，放入红糖调匀。每日1~2次，直至月经来潮。**此方具有滋补肝肾、活血行经、美容乌发的功效，适用于血虚气滞型闭经。**

桃仁牛血汤

桃仁10克~12克，鲜牛血（已凝固）200克，盐少许。将牛血切块，加桃仁和适量清水煲汤，食用时加少许盐调味。每日1剂，连饮7日。**此方具有破瘀行血、理血通经、美肤益颜功效，适用于闭经、血燥、便秘等症。**

归芪炖羊肉

当归30克，黄芪30克，生姜9克，羊肉80克。将羊肉切成块，生姜切成丝，当归、黄芪用纱布包好，同放砂锅内加入水适量，炖至烂熟，去药渣，调味服食。每天服1次，每月连服3~5天。**此方能补血活血、补气固表、益气补虚、温中暖下。**

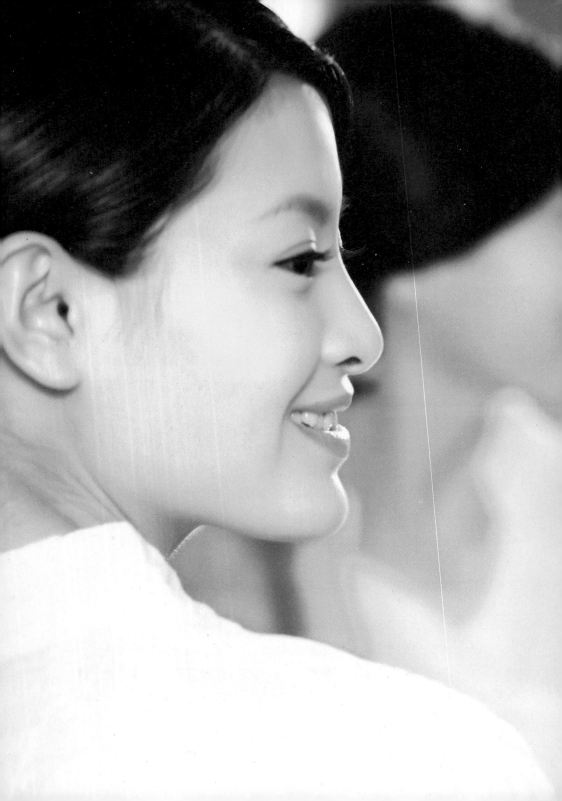

第五章

白带异常，
健康的"镜子"

白带，可是女性最为熟悉的伙伴了。可别小瞧白带这个"老朋友"，它不仅是女性保健的一道"天然屏障"，能保持阴道的湿润，防止病原体物质的入侵，还是女性生殖健康的一面"镜子"，可以帮忙找出女性卵巢功能的"危险敌人"。

一、白带暗藏女性健康的密码

当每个月的月经给予子宫一次清澈的洗礼之后，生命之河就转为了清溪，汩汩流淌于子宫的内壁里，像田间的清泉，滋养着这一片土地。白带，不仅是子宫、阴道润滑剂，有清润的作用，更是女性生殖健康的"晴雨表"。白带出现什么问题，就代表着子宫也相应地出现了什么问题。

白带是阴道内排出的分泌物。在正常的情况下，白带的量很少，色白，带黏性，无臭味，内有宫颈分泌的黏液、阴道黏膜的渗出物、子宫和阴道脱落的表皮细胞，以及少量的白细胞和非致病性阴道杆菌等。白带是为了防止细菌入侵到阴道内的防御线。白带很大程度上展示了女性生殖的健康程度，如果生殖器官有炎症、肿瘤时，由于炎性渗出物或组织坏死，阴道排出物就会增多，而且呈现脓性或血性，并带有臭味，此时应该及时进行检查。

你的白带正常吗

如果白带的量、颜色、气味等发生变化，则预示着可能发生了疾病。女性朋友患上阴道炎、子宫内膜炎、盆腔炎、附件炎、宫颈炎，以及各种性传播疾病时，就会出现白带异常的现象，如白带增多、色黄、有异味、呈豆腐渣样或水样，或伴有外阴瘙痒、疼痛等。

常见的病理性白带

- 无色、透明、黏性白带；
- 白色或灰黄色泡沫状白带；
- 凝乳状白带；
- 水样白带。

白带增多不一定是炎症

白带的分泌量和质地会受到体内雌激素、孕激素水平高低的影响。受雌激素的影响，在排卵期、妊娠期或在雌激素药物刺激下呈现的白带增多，通常无需医治。另外，在月经前后盆腔充血也会使得子宫阴道分泌物增多。如果只是生理性的变化，而没有颜色、气味的变化，女性朋友们则不必过分紧张。而当白带的气味浓烈、色泽和性状发生变化时，则很有可能是性行为引起的毛滴虫感染，或真菌感染，此时就需要及时到医院诊治。

病理性白带的类型

白带异常通常被医生用作判断生殖道疾病的一个重要的依据，而且也是绝大多数女性前往医院就医的主要原因。下面介绍几种常见的病理性白带，女性朋友可以据此自检，若发现问题则应该及时就诊。

表5-1 常见的病理性白带类型

症状	病因
白带量突然增多	子宫炎症、阴道炎症、子宫颈糜烂、子宫肌瘤等
无色透明黏性白带	与鸡蛋清相似，或稍有浑浊，多见于慢性宫颈炎、颈管炎，或使用了雌激素后
泡沫状白带	带有酸臭味，可能感染上了滴虫性阴道炎
豆腐渣样白带	霉菌性阴道炎，伴有外阴瘙痒，以及烧灼的疼痛感。常见于孕妇和糖尿病患者
黄色（胺性）白带	细菌感染而引起，有特殊气味
水样白带	恶性肿瘤或子宫癌、输卵管癌等
血性白带	白带中混有血液，常见于宫颈癌、膜下子宫肌瘤、良性或恶性肿瘤
黄色黏液性白带	见于宫颈糜烂、慢性宫颈炎等，它是轻度感染引起的
白色黏液性白带	形态正常，但量增多，多见于食用雌激素后或盆腔充血时，是由于宫颈腺体和阴道黏膜分泌增多而引起的

二、白带与雌激素关系密切

　　白带的形成与雌激素有着密切的关系，故青春期前的女孩一般是没有白带的。青春期后卵巢开始发育，并分泌雌激素，以促进生殖器官的发育，这时就开始出现了白带。女性绝经后，由于卵巢功能衰退，体内缺少雌激素，所以阴道变得干燥而无白带。

　　白带的分泌受到生理周期及体内雌、孕激素水平高低的影响，会有量多量少、质稀质稠的周期性变化。在每个月经周期中，由于雌激素的分泌时多时少，所以白带的质和量也跟着有所变化。一般在两次月经中间（相当于排卵期），雌激素的分泌达到高峰，过多的雌激素会刺激子宫颈腺体分泌更多的黏液，所以这时的白带量多、透明，像蛋清样，具有黏性并能拉成丝状，外阴部有湿润感。卵泡排卵后，孕激素增加，并抑制宫颈黏液的分泌，此时白带量少、稠厚，延展性变差，拉丝易断。

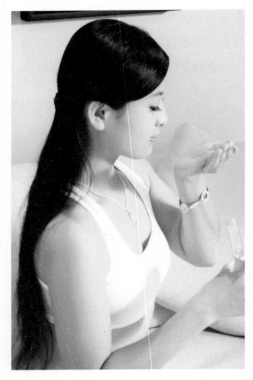

　　此外，妊娠和口服避孕药也会导致白带增多，其原因与体内雌、孕激素水平的变化有关，这些都是正常的生理现象，不必担心和害怕。

三、健康忌讳"不好意思"

　　今年45岁的陈太太发生白带异常、阴道不规则出血已经有一段时间了。虽然家里离医院并不远，但她却从来没有去看过医生。陈太太总觉得白带异常只是小事，过段时间也许就没事了。可这一拖就是3个月，陈太太感觉病情好像越来越严重了，便到医院挂号看病。可这时，医生却告知了一个令她非常震惊的诊断：陈太太患上了宫颈癌。

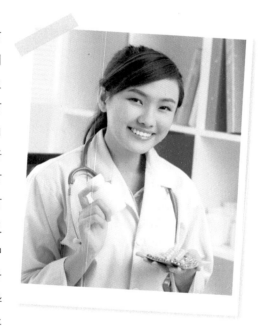

　　不同的人对白带的敏感性不同，有些人白带很多也没感觉丝毫不适，有些人白带只是稍微多一点，就会感觉到强烈的不适。当白带的色、质、量发生异常改变时，我们就称之白带异常。有些女性朋友就像陈太太一样，往往对白带异常抱着能拖就拖的心态，或者自行购买一些阴道冲洗药清洗，这都是不可取的。要知道，出现异常的白带总是有原因的，而不同情况的白带异常，又反映了不同的疾病。像有些恶性的妇科肿瘤，最初的时候反馈给我们的警告信号就是白带异常。所以，一旦出现白带异常时，千万不能羞于看医生，否则，将可能错失最佳的治疗时机。

　　白带异常的早期，只要经过妥善的药物治疗，该病都可以得到明显的缓解。如果此时羞于求医，使病情继续恶化，那么有极大可能会患上严重的妇科病，如不孕症，甚至还可能危及性命。

四、性交后为什么会白带带血

　　邱霞和丈夫刚结婚没多久。前几天她突然发现自己和丈夫同房后，出现白带带血的现象。这可把邱霞吓坏了，她害怕自己出现什么严重的妇科病，便急忙前往医院检查。医生给邱霞做了子宫颈检查，并在可疑的部位取下一小块组织（医学上称为活检）送去做病理学检查，并告知她1周后来取报告并复诊。短短的7天对于邱霞来说，真的比1年还漫长，实在让她寝食难安，邱霞十分害怕自己会患上宫颈癌。所幸的是，1周后邱霞返回医院复诊取报告时，医生告知她只是患上了中度的宫颈炎。听到不是宫颈癌的邱霞顿时松了一口气。医生又接着说，宫颈炎如果没有得到及时的治疗，同样也会有癌变的危险性。邱霞随即积极地配合起医生的治疗。

　　很多女性就像邱霞一样，在性生活后，出现白带带血的现象，于是对这个问题十分担心。性生活后白带带血性分泌物，表明阴道有出血现象，多表现为性交或妇科检查后阴道出血，通常较常见的原因如下。

宫颈炎症

　　婚后大约有90%的女人患有宫颈炎症，宫颈炎症根据宫颈部糜烂的程度分轻、中、重三种。中度以上宫颈部糜烂者，当男方阴茎龟头摩擦子宫颈时可致出血。这种出血量少，不马上流出来，而是积存在阴道内，因此次日流出时，血的颜色通常为暗红色。

宫颈息肉

　　子宫颈受到慢性炎症的长期刺激，可发生宫颈息肉。在子宫颈口长出单个或多个带蒂的小肉芽组织，看上去像黄豆芽瓣，大者如一节指头。息肉质地脆嫩，一碰就出血，所以同房后可能白带有血丝。这种出血一般颜色鲜红。

内膜异位症

有的子宫内膜异位，生长在子宫颈，呈蓝紫色结节状。同房时，如果碰到这种蓝紫色异位结节灶，就会引起白带带血丝。一般出血量少，色暗红，通常还伴有腹痛。

恶性肿瘤

白带有血丝是宫颈恶性肿瘤最前期的症状。由于肿瘤的病灶处小，而且血管较多，组织较脆弱，因此每当同房时，毛细血管极易损伤、破裂而出血。

盆腔发炎

盆腔的炎症可使盆腔充血。如果子宫内膜充血水肿，同房后就可能引起白带有血丝，不过这种概率很低。

性生活后出血的原因有很多，而出血的现象是宫颈癌的主要症状之一。如果性生活之后，女性朋友发现有血性分泌物，务必要及时到正规的医院查明原因，然后进行治疗。

四项检查白带异常

＊ **尿常规检查**：收集尿液化验，通过尿的酸碱度、红细胞、白细胞等判断有无炎症。

＊ **妇科检查**：有经验的妇科医生，凭肉眼观察就可以初步判断是否有炎症感染。

＊ **BV检查（细菌培养）**：采取阴道分泌物标本进行化验分析，了解具体是哪种病菌感染。

＊ **白带常规检查**：检查白带中有无霉菌、滴虫等，白带清洁度、白细胞判断有无炎症。

五、怀孕之后白带会发生改变

我们由体内的津液——白带，可以看出子宫内膜和盆腔的健康状况，看出播种种子的环境到底好不好，是洁净干爽还是炎症弥漫。同样地，当女性怀孕了，白带的变化也可以告诉我们新生命在子宫温室里的情况。

由于激素的影响，怀孕初期孕妇会出现白带增多的现象。怀孕时，雌激素水平会增高，同时盆腔也会出现充血的现象，这些都会造成白带增多。为了帮助受精卵着床，卵巢的黄体会分泌大量雌激素和孕激素。而怀孕12周后，胎盘就会形成，这时就会替代黄体继续合成大量的雌激素和孕激素。当激素水平发生变化时，体内细胞也会发生明显的变化，此时就会造成外阴组织变软、湿润，阴道上皮增厚，血管充血，渗出液和脱落细胞增多，宫颈肥大、柔软、充血，腺体就会分泌旺盛。宫颈腺的分泌和阴道渗出液以及脱落细胞混在一起，就形成了白带，并且会在妊娠期不断地

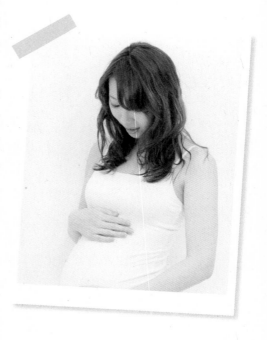

排出体外。临近分娩的时候，可能会有更多的阴道分泌物出现，而且看起来好像与以往的分泌物有些不同。在怀孕很早期的时候，宫颈分泌物就充满在子宫颈管中，形成一道保护屏障，即所谓的宫颈黏液栓。

当宫颈开始变薄和张开时，它可能会被排出，这些阴道分泌物看上去好像蛋清或冷天里流的清鼻涕一样。黏液栓甚至也会像一大团凝胶那样被排出，它可能略带点血色。

怀孕期间如果只是发生单纯的白带增多，而没有伴随出现外阴瘙痒，白带也没有臭味，那么孕妈妈们是不需要担心的。但白带增多的同时，伴随出现外阴瘙痒、疼痛，或者是白带呈黄色，有臭味等症状时，那么就需要及时到医院就诊。因为怀孕后，孕妈妈很容易感染阴道炎症，如果不加以控制和治疗，有可能会影响胎儿的健康。在怀孕期间，孕妈妈们要对自己的白带情况给予及时的关注。

孕期如何预防白带异常

✳ **注意日常用品的清洁。**平时使用的毛巾应晒干，毛巾经常性潮湿很容易滋生细菌。

✳ **注意清洗下身。**每天晚上都用清水清洗下身，洗澡应采用淋浴，不要使用碱性的洗浴用品清洗，避免破坏阴道的酸碱平衡。

✳ **避免便后感染。**大小便的正确擦拭方法是由前往后擦，这样可以避免细菌进入阴道或尿道引发炎症。

✳ **正确选择内裤。**孕妈妈不适合穿太过紧身的衣裤，尽量选择宽松一些、透气性好的棉质内裤，同时要勤于更替。

✳ **保持身体水分。**多吃水果、多喝水，可以减少阴道和尿道的感染。

注意了以上几点，相信能很好地帮助孕妈妈做好下体的清洁卫生，减少不适感，这样也可以减少病菌的感染。但如果观察到自身的白带发生变化，孕妈妈还是要及时去医院进行检查的。在怀孕的初期，治疗白带异常一般以局部治疗为主，具体的治疗方法需咨询专业医生的意见，孕妈妈千万不可以自行用药，免得影响胎儿健康，造成不良后果。

六、通过白带找到最佳受孕时间

子宫，是孕育新生命的温室。新生命的到来，需要我们的身体为精子和卵子的结合创造条件，而阴道里的白带就是其中的一个条件创造者。

宫颈黏液是白带的主要成分之一，出现在宫颈口周围，是含有糖蛋白、血浆蛋白、氯化钠和水分的水凝胶。如果说宫颈是精子进入子宫的门户，那么宫颈黏液就是守候子宫的"卫士"，在宫颈口周围严阵以待。如果是在非排卵期，宫颈黏液会变得黏稠，精子就难以穿过。但如果是在排卵期，为了方便精子的进入，宫颈黏液就会变得稀薄，而且含有大量水分。此时，由于宫颈黏液水分多、韧性大，女性朋友们会发现有细带状的白带流出，有时可拉得很长，这就是我们平常所说的"白带拉丝"。

所以，白带与白带拉丝、宫颈黏液的关系是这样的：宫颈黏液是白带的主要成分之一，白带拉丝是宫颈黏液水分增多、韧性变大而形成的特殊的白带状态。因此，当出现这种白带拉丝的现象时，也表示备孕妈妈正处于受孕的黄金期。

拉丝出现的1~4天后，卵泡会破裂排卵。这并不是说拉丝一出现就是排卵日，排卵也不会发生在拉丝最长的那一天。排卵一般出现在拉丝现象快结束的时候，此时阴道外面的分泌物已经很少，但在子宫颈内仍有大量的分泌物存在。所以在拉丝即将结束时同房，仍然有助于精子的进入。

不过，出现拉丝并不意味着一定就会出现排卵。如果出现拉丝之后，黄体生成素没有出现峰值，则排卵没有发生。因此观察白带拉丝的同时，也要结合排卵试纸来判定排卵日。

 小贴士

▶ 如果不同监测排卵的方法呈现出不同的排卵征兆（如基础体温出现双相现象，而排卵试纸没有出现强阳现象），此时，应该以排卵试纸的现象为准。

七、怀孕初期，小心白带发黄

怀孕后，孕妇的阴部、阴道、子宫颈等部位血流旺盛，组织水分增多，因而分泌物也增多。怀孕的月份越大，白带量也越多，这是妊娠期的正常现象，只要平时勤用温水冲洗外阴部，勤换内裤，保持干净即可。但是孕期如果出现白带异常，不少准妈妈便会很担心，生怕影响到胎儿的健康与发育。怀孕初期孕妈妈若发现有白带发黄的情况发生，则表示在妇科方面将有疾病发生，此时一定要及时去医院进行治疗。

怀孕初期白带发黄是很多女性朋友关心的话题，这大多是由生殖系统感染造成的。一般是细菌性感染，常见的有阴道炎、宫颈炎、子宫内膜炎、盆腔炎等。如霉菌性阴道炎，最典型的症状是白带增多，呈凝乳状或为片块状，阴道及阴道前庭黏膜高度水肿，覆有白色凝乳状薄膜，呈点状或片状分布，易剥离，其下为受损潮红基底，或形成溃疡，或留下瘀斑，严重者小阴唇肿胀粘连。

怀孕初期白带发黄有可能是滴虫性阴道炎的症状，白带增多，可为稀薄浆液状，灰黄色或黄绿色，有时混有血性，白带中有泡沫。外阴有病痒、灼热，性交痛亦常见，感染累及尿道口时，可有尿痛、尿急、甚至血尿的现象。

怀孕初期白带发黄也可能是细菌性阴道炎的症状，典型临床症状为阴道异常分泌物明显增多，呈稀薄均质状或稀糊状，为灰白色、灰黄色或乳黄色，带有特殊的鱼腥臭味。外阴有灼热感，病痒。

由此可见，怀孕初期白带偏黄多是妇科炎症和宫颈疾病引起的。正常白带是白色透明无味的，如果出现颜色或是性状上的异常即提示有妇科感染的存在。引起感染的致病菌有很多，不同的致病菌，治疗也是不同的，需要到临床做相关检查才能确诊。

八、产后易出现白带异常

我们都已经知道了白带是由子宫颈、子宫体分泌物以及阴道渗出物组成的。有些女性生完孩子后，会发现产后出现白带异常的现象，因为这个时候产妇的身体是很虚弱的，所以一定要小心地处理。

产后为什么会出现白带异

只有知道病因，才能对症下药。根据白带的来源，可能造成女性产后白带异常的原因有以下几种。

阴道滴虫感染

这种感染容易造成产后白带异常，还会伴有恶臭，同时还会发生阴部的瘙痒。普遍地认为这种感染是性病的一种，很容易在性伴侣之间相互传染，治疗时需同时治疗性伴侣才能杜绝交叉感染而彻底治愈。

白色念珠菌感染

白色念球菌具有两个特点：第一是生命力非常顽强，第二是喜欢潮湿。长期服用抗生素或肾上腺类固醇的人以及孕妇、糖尿病患者、喜欢穿紧身衣裤的女性较易受感染，而且受感染后也不容易治愈。

病原体感染

使用污染的卫生用品，使病原体由阴道口进入生殖道发生感染。有些病原菌进入女性的生殖系统，会造成白带分泌增多。例如，女性上厕所，擦拭卫生纸的方向若不对，可能把肛门的细菌带到生殖道而造成感染。

子宫颈糜烂

分娩的裂伤，或性激素的改变，以及性行为造成子宫颈发炎，都可能导致子宫颈糜烂而使产后白带异常。少数孕妇可能出现无任何原因的子宫颈糜烂，即"先天性子宫颈糜烂"，也会引起产后白带异常。

滤过性病毒感染子宫颈、阴道以及外阴部

有些滤过性病毒可不需治疗而痊愈，例如感冒的滤过性病毒。但如尖锐湿疣类的滤过性病毒，常会引起白带增多。

如何预防产后白带异常

很多妈妈都会用卫生护垫，其实这样不利于阴部的透气。因为经常用护垫反而更容易引发细菌的滋生，所以不是月经期尽量不要用卫生护垫，而且每天晚上都要用清水洗净外阴，更换内裤。也有些妈妈出现了白带增多的情况，会到药店买一些清洗阴道的药液来冲洗。这样做也是不对的，因为这样会破坏阴道的内环境，更容易引发阴道炎症。平时多锻炼增强体质是对付白带过多的好方法。此外，保持睡眠充足、饮食合理，多进食富含维生素的食品，都有助于增强免疫力。

产后白带异常有些是由于生活、工作压力太大，照料孩子、照顾家庭比较劳累，休息时间减少，导致抵抗力低下而引起的，只要不是病理性的白带异常，通过生活的调节都可以恢复正常。另外，还有一些措施有助于预防产后白带异常。

＊ **定期检查**：即使没任何不适也该定期检查，最好产后每2~3个月做一次检查。

＊ **及时就医**：如果产后一旦出现任何情况的白带增多或其他不适，立即去医院诊治。

＊ **一定在医生指导下用药**：用药不对症，可能反而加重病情。

＊ **少穿紧身裤**：避免穿过紧的尼龙内裤，应选择棉质内裤。

九、专家解疑：白带为什么有时候会带血

❀ 为什么白带有时候会出现带血的现象？

　　白带带血是白带异常的一种表现症状，是女性内生殖器疾病的信号，应引起重视。

　　白带异常可能仅仅为量的增多，同时也可能会有色、质和气味方面的改变。对于白带异常，决不可掉以轻心，如果不及时治疗，不彻底去根，很可能会发生严重的后遗症，如盆腔炎、子宫内膜炎等，严重的还会出现阴道癌、子宫癌、宫颈癌等。我们的身边就有很多患上癌症的中年女性，她们绝大多数是由于年轻时没有重视白带异常，而致使病情不断加重的。

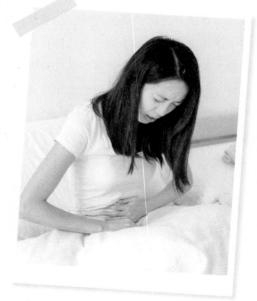

　　血性白带，是指白带中混有血液。出现血性白带，应考虑到可能患上宫颈癌、子宫内膜癌、宫颈息肉或黏膜下肌瘤等疾病。但宫颈息肉、宫颈糜烂、黏膜下肌瘤、功能失调性子宫出血病、尿道肉阜、老年性阴道炎等良性病变也可导致血性白带，宫内节育器引起的少量血性白带也较多见。白带带血的症状分类如下表。

表5-2 白带带血的常见症状

症状	病因
白带带血，月经量增多，经期延长但周期正常	很可能是子宫肌瘤、子宫肌腺症、功血，此外上避孕环者也有可能经量增多
月经周期不规则的白带带血	常为功血，但应先排除子宫内膜癌
长期持续白带带血	多为生殖器官恶性肿瘤，如子宫颈癌、子宫内膜癌等
停经后白带带血	育龄妇女应多考虑与妊娠有关的疾病，如流产、宫外孕、葡萄胎等；绝经后妇女则多有恶性肿瘤的可能
性交后白带带血	多为宫颈糜烂、宫颈息肉、宫颈癌或黏膜下肌瘤
阴道出血伴白带带血	多考虑为晚期宫颈癌、子宫内膜癌伴感染
阵发性阴道血水伴白带带血	有原发性输卵管癌的可能
经前经后白带带血	一般为卵巢功能异常，也可能是子宫内膜异位症
白带带血，出血量不多，可伴有轻微的排卵痛和腰酸	由于雌激素水平短暂下降，使子宫内膜失去激素的支持而出现部分脱落，引起有规律的阴道出血。如果正在测量基础体温，可以发现这种出血一般出现在低体温向高体温转变期间。症状轻的可以不治疗，但如果症状明显，有可能影响生育就应该治疗了

十、关爱白带异常的食疗方

柳菲今年24岁，人落落大方也挺漂亮，是个小学老师。柳菲刚工作不到1年，工作热情很高，各方面表现非常积极，熬夜备课已是常态。可就在几个星期前，柳菲发觉自己下身分泌物增多，内裤总是湿湿的，而且颜色黄黄的，有点浑浊，味道也有点怪。

柳菲以为是自己的卫生工作做得不到位，于是每天用清水冲洗好几次，可是一点好转都没有。她又偷偷地跑去药店买了外阴洗液，连着洗了1个星期，没想到非但没有效果，反而还有加重的迹象。柳菲彻底慌了，觉得自己脏脏的，都不敢和别人靠得太近了，有学生来问问题，也是赶紧说几句就走开，整个人都变得郁郁寡欢，又不好与别人说，只好去看医生。

柳菲问医生："其实我挺讲卫生的，私生活也检点，为什么还会得这种病？"医生根据柳菲的描述，再看她两足水肿，舌淡苔白，脉缓弱，正是脾虚导致的带下病，又称白带异常。俗话说"十女九带"，女性白带异常大多是由于不洁性生活导致的，但不是说未婚女孩就不会得。不良的生活和卫生习惯、妇科疾病，或者是本身身体虚弱，都有可能导致白带异常。

中医学认为，白带异常主要是因为脾虚肝郁、湿热下注，以致带脉失约、冲任失调。临床表现以阴道分泌物量多为主，同时带下色白、质稀、味腥，或色黄、质稠如涕如脓，且连绵不断。

根据柳菲的情况，医生给她开了一个有效的老偏方：白果蒸鸡蛋。临走，医生嘱咐柳菲，中医讲究"三分医，七分养，十分防"，除了食用偏方，平时还要注意饮食，不食生冷及辛辣、煎炸的食物；多参加体育锻炼；注意保暖；讲究卫生，尤其是经期卫生，防止感染。

其实白带和月经一样，是女性正常的生理表现。正常白带能起到自净作用，对女性健康是有益的，并不是见不得天日的淫秽之物，也不是病态，因此不要有心理负担，也不要焦虑和惶恐。一旦白带异常，可能是身体在发出警报，表示某些疾病正在发生，此时就要及时看医生。

治疗白带异常的小偏方

白果蒸鸡蛋

鲜鸡蛋1个，白果2枚。将鸡蛋的一端开孔，白果去壳，纳入鸡蛋内，用纸封住小孔，口朝上放入碟中，隔水蒸熟即可。每日服1次，连食7天。**此方适用于白带过多者。**

马齿苋蛋清

马齿苋100克，鸡蛋2个。将马齿苋洗净捣烂，取汁倒入碗中，加入鸡蛋清，食用时加入温水。每天服1~2次，连服1个月左右。**此方适用于湿热蕴毒型白带异常。**

冰糖冬瓜子汤

冰糖30克，冬瓜子30克。将冬瓜子洗净捣末，加入冰糖、开水，放在陶罐内，用文火隔水炖好服食。每日服2次，连服5~7日。**此方清化祛湿，适用于湿热型白带增多、阴中瘙痒。**

胡椒鸡蛋

白胡椒10粒研为末，鸡蛋1个。将鸡蛋开一小孔，蛋内加入胡椒粉，以纸封固煨熟食之。每日2次，连服5~7日。**此方适用于白带发黄、白带黏稠、白带稀少。**

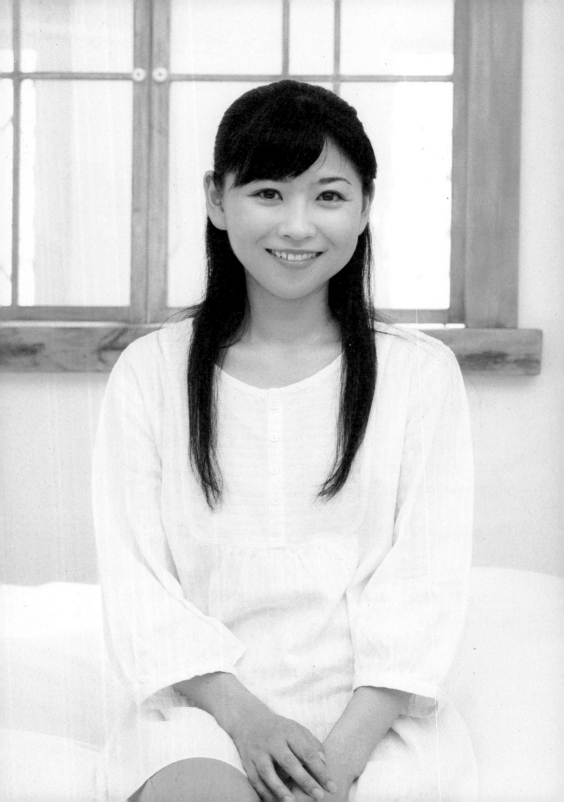

第六章

宫颈糜烂，没有

看起来那么可怕

　　梅艳芳、李媛媛两位受人欢迎的女明星，都是因为子宫癌而英年早逝。所以子宫一出现什么问题，女性朋友们都会万分紧张，特别是当医生给出了"宫颈糜烂"的诊断时。"糜烂"二字看着就瘆人，在很多女人眼中就是等待癌变，而且不断有各种医疗广告将这个常见问题渲染得更加耸人听闻。其实，"宫颈糜烂"就是一个普通的宫颈炎症。

一、"宫颈糜烂"其实是正常现象

宫颈糜烂曾经是一个困扰了很多女性的疾病。去做体检的女性几乎十有八九都会被诊断为宫颈糜烂。2008年，第7版的《妇产科学》教材取消了"宫颈糜烂"这个病名，以"宫颈柱状上皮异位"这个生理现象取代。宫颈糜烂，说到底，就是过去对宫颈的一种正常表现的错误认识。

在过去的医学教科书上，还有宫颈糜烂的所谓分度诊断，分别为轻度、中度和重度，认为范围的大小是炎症程度的轻重的标准，面积小于1/3是轻度，1/3~2/3是中度，超过2/3是重度。如果理解了所谓的"宫颈糜烂"的真正机制，则很好理解，"宫颈糜烂"其实就是宫颈受雌激素影响后，柱状上皮外翻的程度不同。这都属于正常的生理现象。

现在如果上网查询，仍然有很多治疗宫颈糜烂的方法，那些都是错误的。如前面所说，国内对于宫颈糜烂的正确认识，是2008年随之被正式写入教材后，才逐渐转变的。但是还有很多医生没有了解和学习这个新概念，还在诊断和治疗宫颈糜烂。

当然还存在不少不良医院，用宫颈糜烂作为吸引病人的招牌，让健康的女性去检查宫颈。紧接着就是上药、输液，甚至动用LEEP、激光等典型的过度治疗的手段，借此赚取高昂的医疗费用。女性朋友都应该提高警惕，正确认识"宫颈柱状上皮异位"这一生理现象。

但是如果存在白带增多、发黄，且有异味时，则是宫颈炎症的表现，此时就应及时就医。

宫颈炎看白带

宫颈炎症是妇科门诊常见的疾病之一，多由生殖道感染造成，一般分为急性宫颈炎和慢性宫颈炎。正常情况下，宫颈具有多种防御功能，是阻止病原菌进入上生殖道的重要防线。但宫颈在受到分娩、流产及宫腔操作的损伤后，抗感染能力较差，易发生感染。

而白带增多是急性宫颈炎最常见的症状。当外阴受到炎症分泌物的刺激，外阴还会出现瘙痒、灼热感等。由于很小部分的急性宫颈炎患者只会出现白带增多这一症状，使得急性宫颈炎很容易被忽视。同时，因为急性宫颈炎病程短、发展快，如果没有及时进行彻底的治疗，病原菌隐居于宫颈黏膜内，很容易转化成慢性宫颈炎。相比之下，慢性宫颈炎更为常见，且对女性生活质量影响更大。因为慢性宫颈炎会引起白带增多、脓性与血性白带及同房后出血，并伴随下腹部坠胀、腰骶部疼痛等症状。

宫颈炎的症状

白带增多

白带增多有时为慢性子宫颈炎的唯一症状。通常为黏稠的黏液或脓性黏液，有时分泌物中可带有血丝或少量血液，也可有接触性出血。由于白带的刺激可引起外阴瘙痒。

其他症状

其他症状有月经不调、痛经、盆腔沉重感、不孕等。

下腹疼痛

下腹或腰骶部经常出现疼痛，有时疼痛可出现在上腹部、大腿部及髋关节，而且在月经期、排便或性生活时，疼痛会加重。尤其当炎症向后沿子宫骶韧带扩展或沿阔韧带底部蔓延，形成慢性子宫旁结缔组织炎，子宫颈主韧带增粗时，疼痛更加剧烈。每触及子宫颈时，立即引起髂窝、腰骶部疼，有的患者甚至影响性生活。

对于有症状的宫颈炎，需要进行治疗。具体的治疗方法需要根据不同的症状来定。但是在通常的情况下，急性的炎症用栓剂药物治疗，慢性的炎症可以采用激光或者冷冻等物理治疗的方法。

二、别被"宫颈糜烂"唬住

事实上，"糜烂"只是一个说法，是对宫颈状况的一个逼真形容和描述。因为宫颈被感染以后，宫颈表面正常的鳞状上皮被黏膜覆盖了，黏膜比鳞状上皮要娇嫩，它覆盖在正常鳞状上皮的宫颈表面，看起来就是红色的，确实会让人产生"糜烂"的错觉。

正常的女性都有生理周期。每个生理周期，宫颈管里的黏膜都在往外长，形成一个移形带。如果这个时候你的宫颈或者阴道被感染，比如我们最常听说的细菌感染、衣原体或支原体感染，黏膜就很容易被感染，被感染的黏膜就好像糜烂了。

很多人之所以被吓到，和想从你身上赚钱的小医院有关。当前往医院的女性朋友"一不小心"地告诉了医生，自己的白带确实多了一点。医生可能马上就要求加做一个阴道镜，之后又会在糜烂的部位拍一张很吓人的照片，指着照片说："这里有糜烂。"而这，恰恰就是他们赚钱的方法。因为黏膜很薄，血管很容易透出来，这张看起来红红的照片完全可以让不懂医的人觉得问题严重，乖乖地接受没必要的检查和治疗。

其实，阴道镜给出的照片没有任何意义，基本类似于很多女人怀孕做B超时拍的照片，后者最多是给未来的孩子留个纪念。但从诊断上来讲，这样的照片没有任何价值，也不能说明疾病的程度。

宫颈柱状上皮异位属正常生理现象，没有什么特殊的临床表现。有些人可能会有接触性出血的表现，但只是宫颈的个体差异。这就好像有些人嚼点硬东西，牙齿或者口腔就很容易会出血。

三、非重度宫颈糜烂可以不用治疗

门诊里经常可以听到病人向医生询问："我有宫颈糜烂，该如何治疗？"甚至还有病人说："我患上宫颈糜烂好多年了，用了好多药，花了好多钱，但就是治不好。"

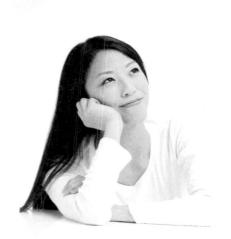

当医生告知患有宫颈糜烂后，绝大多数患者都会积极地要求治疗。生病自然要治，这倒是没什么不对。但是，在"宫颈糜烂"的诊断前，还有"轻度""中度""重度"之分，而这只是指糜烂的面积，实际上和感染的严重程度、是否变成宫颈癌没有直接关系。这种宫颈糜烂属于正常的生理变化，根本不需要治疗。即使现在的诊断结果是重度，没准过半年就变成轻度了。

假如没有并发感染，又没有异常细胞和血管增生，就属于正常生理范畴。但是，如果你的宫颈糜烂有症状，表现为分泌物增多，白带是黄色的，同时有腰酸、肚子向下坠的感觉，那么此时可以进行抗炎治疗，一般就是口服抗生素，再加上局部的栓剂就可以了。

临床上，经常有医生将子宫颈阴道部外口四周呈糜烂状外观的所有病例都诊断为慢性宫颈炎症，这就难免发生过度诊断以及过度治疗。有些过度治疗非但无益，还可能带来更严重的后果。例如，反复治疗会导致宫颈瘢痕挛缩、腺体改变，从而影响受孕。

四、宫颈糜烂癌变概率很小

事实上，中国宫颈癌的发病率，最高也只有万分之十，这是一个十分低的发病率。

宫颈糜烂做TCT检查

如果你发现自己有宫颈糜烂的问题，而又心里打鼓，担心未来癌症的发生，那只需要做一个宫颈的涂片，一般缩写叫"TCT"，它是目前国际上最先进的一种宫颈癌细胞学检查技术，对宫颈癌细胞的检出率可以达到100%。同时，TCT还能发现部分癌前病变，微生物感染如真菌、阴道毛滴虫、病毒、衣原体等。

具体检查步骤

①使用TCT专门的采样器来采集子宫颈细胞样本。

②与常规细胞涂片不同的是，TCT检查是将采集器置入装有细胞保存液的小瓶中进行漂洗。

③做TCT检查时，使用全自动细胞检测仪将样本分散并过滤，以减少血液、黏液及炎症组织的残迹。

④做TCT检查时，采用显微检测和诊断。

TCT检查的注意事项

●在做TCT检查前24小时避免性生活；

●在做TCT检查前24~48小时不要冲洗阴道或使用阴道栓剂，也不要做阴道内诊；

●如有炎症需先治疗，然后再做TCT检查，以免影响诊断结果；

●TCT检查最好安排在非月经期进行。

宫颈癌的发生是和人乳头状瘤病毒（HPV）的感染有关，有些所谓的高危型HPV，在宫颈鳞柱交界区持续感染的时候，容易发生癌前病变和宫颈癌。宫颈癌自从有了宫颈刮片以后，死亡率有了大幅度的下降，关键就是提前预防和治疗。

五、定期检查宫颈很有必要

都说女人如花，妇科常见疾病往往辣手摧花。宫颈病变就是妇科常见疾病之一，即宫颈区域发生的各种病变，包括炎症、损伤、肿瘤等。由于症状不典型，宫颈病变就像女性体内的"潜伏者"，往往要等检查时才发现。而预防宫颈病变的关键，在于定期进行宫颈筛查，早期发现、早期诊断、早期治疗。一般来说，早期的宫颈病变是可以得到根治的。

从去年春天开始，刘娟出现了白带增多、下身异味重等症状，特别是到了夏天，症状更加严重。由于羞于到医院检查，她自行到药店买药服用，之后症状有所缓解。可停药没多久，症状又复发。最近，在丈夫的陪同下，刘娟来到医院妇产科门诊，通过阴道镜和TCT等检查，被确诊为慢性宫颈炎。

有很多像刘娟一样的患者就是由于没有定期进行宫颈检查，在出现白带异常的症状时，也没有及时去医院诊治，才会发生宫颈病变。定期进行宫颈筛查，刻不容缓。

表6-1 宫颈检查的常见项目

检查项目	检查目的
妇科检查	检查宫颈的大小、外形、质地、宫颈管粗细，是否有接触性出血，以及检查外阴、阴道、子宫及宫旁组织的情况
宫颈TCT	TCT检测是宫颈病变检查的第一步，TCT能发现早期病变的细胞，较常规巴氏方法更客观、更准确且无人为误差，能做到真正的早期诊断（诊断率高达90%以上）
HPV检验	检查宫颈是否感染人体乳头状病毒
子宫附件膀胱及周围组织彩超	检查子宫、卵巢、输卵管等，可得知子宫附件是否长肿瘤
SCC（查宫颈癌）	SCC是一种特异性很好而且是最早用于诊断鳞癌的肿瘤标志物。对子宫颈癌有较高的诊断价值，对原发性宫颈鳞癌敏感性为44%～69%；复发癌敏感性为67%～100%，特异性为90%～96%

六、衣原体感染不一定与性生活有关

　　小刘和妻子陈洁结婚已经好几年了。刚结婚那会儿，陈洁怀上过一个宝宝，当时小刘刚好被公司委派到外地长驻。事业的上升期让小刘无暇兼顾家里的妻子和她肚子里的宝宝。一个下雨天，陈洁在上班的路上不小心滑倒，尽管路人已经及时将她送往医院，可是宝宝还是就此离开了。

　　由于身边没有丈夫的照顾，加上失去宝宝的难过，使得陈洁的身体在很长一段时间内都没有恢复过来，下腹经常时不时疼痛，白带也很多。2年后，小刘终于重新被调回来工作，于是他和陈洁商量着再要一个宝宝，陈洁当然十分乐意。因为之前陈洁有过小产，小两口为保险起见，到医院做了一个全面的检查。谁曾想，陈洁竟然被诊断为宫颈糜烂重度。小刘之前听说过宫颈糜烂是由于感染"支原体""衣原体"所致，于是便质问妻子怎么会患上这种病，为此陈洁心里既难堪又难过。

　　宫颈糜烂的发生跟性生活有关，因为性生活增加了感染的机会。如果生育过、做过流产，宫颈黏膜往往都有损伤，这时候一旦有细菌进入，就会容易种植在损伤处，造成感染，引起糜烂。在宫颈糜烂的同时，还有个诊断同样吓人，就是"支原体""衣原体"的感染。很多夫妻在准备怀孕前做体检，结果检查出了衣原体、支原体的感染。于是两口子为此打架，都说对方不检点，"引狼入室"。

　　衣原体到底是一种什么东西呢？我们知道，人体内并不是一个绝对无菌的环境，仅在男性尿道、女性阴道内就有20多种微生物生存。这些微生物有好的，也有坏的，它们相互制约，构成一个平衡状态。而衣原体是一种比病毒大、比细菌小的原核微生物，呈球形，直径只有0.3微米~0.5微米，无运动能力。衣原体广泛寄生于人类、哺乳动物及鸟类，仅少数有致病性。能引起人类疾病的有沙眼衣原体、肺炎衣原体、鹦鹉热肺炎衣原体。无论是婴儿还是老人，生殖道中均可能有衣原体的寄居，在成年男女生殖道中的检出率非常高，而这些人没有任何症状，这说明这种"衣原体阳性"是正常情况，不需要任何治疗。对于健康的女性而言，阴道的弱酸性环境便能维持阴道的自洁功能。

　　衣原体、支原体感染和"HPV"病毒感染，最早都被认定是通过性传播的。现在发现，除了性之外，还有其他感染机会。这就意味着，支原体或者衣原体感染未必就是因为乱性。但是，如果要怀孕，确实还是要先把支原体、衣原体感染治好。因为衣原体感染是一个慢性的、隐匿性的过程，如果扩散到盆腔，有可能会造成输卵管堵塞，造成不孕症。至于支原体的感染，如果是在妊娠期同时存在，可能会引起流产、早产的问题。但这两种感染和宫颈癌都没有关系。

　　通常治疗这两种感染用一般的口服药就足够了。如果是医生为此开出静脉点滴1周，就有可能是"过度治疗"了，不仅仅造成了经济损失，对你的健康也是有损害的。因为，大剂量地用了抗生素以后，阴道正常的菌群会被杀死，原本的平衡就被打破了。因此，口服1周的药就足以治好这两种感染了。但需要注意的是，治疗之后不要马上去医院复查。因为之前的感染是长到细胞组织上的，需要将它更新换代地代谢掉，变成正常的组织，然后再复查。一般是下次月经之后再复查。如果马上就复查，有可能检查出来的结果还有这两种感染，这也会给医生造成一种困扰，觉得这个药不敏感，还得换别的药，于是又对病人进行了过度治疗。

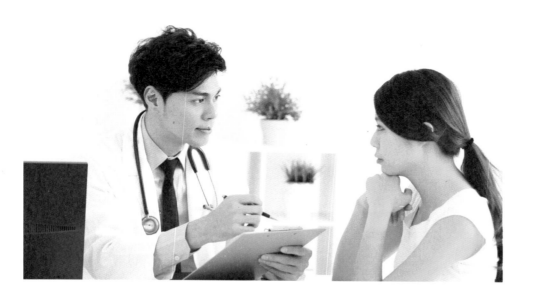

七、专家解疑：宫颈糜烂会不会影响怀孕

宫颈糜烂会影响怀孕吗？

一般情况下，宫颈轻度糜烂对正常怀孕的影响不大，但是中度、重度宫颈糜烂可能会影响怀孕。

这是因为，中度、重度宫颈糜烂会导致宫颈分泌物明显增多，质地黏稠，并有大量白细胞，可吞噬精子，会影响到精子的活动，妨碍精子进入宫腔，影响受孕。宫颈黏液含有较多的白细胞，黏液的pH值偏碱。当精子通过子宫颈时，不仅宫颈的炎症微环境会影响精子的活力，黏稠的分泌物难以使精子通过，炎性分泌物会降低精子的活力，使精子寿命变短，炎症细胞还会吞噬大量的精子。另外，有些患者内分泌功能失调，这些都增加了她们受孕的困难。

如果育龄女性患有宫颈糜烂的程度较严重，且已经确诊患有宫颈炎时，由于炎症的影响，会导致阴道内环境改变，宫颈分泌物增多，质地黏稠，且含有大量的白细胞，不利于精子穿透并对精子的活动、活力产生不利影响，故而导致不孕。

小贴士

▶备孕女性若患有宫颈炎，应根据病情积极治疗。一般来说，备孕女性在治疗开始至完全愈合需要4~8周的时间。治愈后可怀孕。

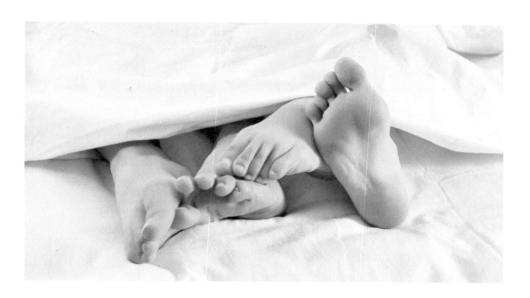

♥ 宫颈炎应该如何预防

有时很难用一般的方法将宫颈炎与早期的子宫颈癌区别开来。已婚妇女防治慢性宫颈炎每年最少应做一次宫颈涂片，进行细胞学检查，以利于早期发现异常，早期治疗。而宫颈糜烂患者需要讲究性生活卫生，适当控制性生活来预防宫颈炎，坚决杜绝婚外性行为和避免经期夫妻生活。这是对于宫颈炎的预防方式之一。而凡是月经周期过短、月经期持续较长者，应予积极治疗，预防宫颈炎的发生。

宫颈炎在多产妇里的发病率高，由于多次人工流产或妊娠分娩，对子宫颈的刺激或损伤，致使宫颈上皮发生异常增生炎症，进而可发展为癌。未婚妇女、婚后不注意避孕者多次人工流产也增加患宫颈炎的机会。因此，预防宫颈炎需要认真采取避孕措施，避免多次分娩或人工流产对宫颈的损伤。另外，还需要防止分娩时器械损伤宫颈。产后发现宫颈裂伤应及时缝合，这样可以达到预防宫颈炎的效果。

八、关爱宫颈炎的食疗方

陈缤是一个年轻的妈妈，儿子刚刚2岁。因为生产时没经验，分娩后护理不当得了宫颈炎。本来好好的一个人成了"病秧子"，经常会腰酸背痛，感觉阴道瘙痒、白带增多，有时候白带还带血。

陈缤当初去医院确诊后，吃过西药，打过点滴，都是时好时坏，停药就复发。医生建议陈缤做手术治疗，比如激光、冷冻术等。陈缤上网查了资料，觉得这些方法有不良反应，还不一定可以除根，有点儿得不偿失，就不敢冒险。这两年来，她一直断断续续地吃着药物，自己也不胜其烦。直到有一天，陈缤的老公听说了一家中医馆有个老中医，医术了得，便带着陈缤上了那家中医馆。

老中医先生看着面色萎黄的陈缤，只见她四肢不温，两足水肿，舌淡、舌苔发白，脉缓弱，正是脾虚型慢性宫颈炎的表现。于是给她开了个中药方子，并推荐了一个食疗方作为辅助治疗，就是冬瓜子粉。

中医学认为，宫颈炎是由内在脏器的不调和导致的，脾虚型宫颈炎多是因为脾阳不足，不能温运水湿，水湿内生，流注下焦，损伤任带而致。治疗这种病症，应当温中健脾，化湿止带。

陈缤回去后，服用药物并配合食疗方治疗，一段时间后症状便有了明显的好转：阴道分泌物减少了，腰痛得到了缓解。她又继续坚持服用一段时间，阴道不再瘙痒，白带恢复正常，精神也好转了，到医院一检查，宫颈炎竟然已经痊愈了！这下可把陈缤激动坏了。

宫颈炎分慢性和急性两种，急性宫颈炎又分为湿热蕴结型、肝热脾湿型、热毒内蕴型；慢性宫颈炎分为脾虚型、肾阳虚型、肾阴虚型、湿度内侵型，病因不同治疗也不同。宫颈炎除了各种不适外，还会影响性生活的质量，影响受孕，还可能诱发宫颈癌，因此预防宫颈炎也是很重要的。女人平时要注意保护宫颈，保持性生活卫生，避免经期性交；及时避孕，降低人流发生率；在分娩、流产或手术时更应该注意护理，防止宫颈受到伤害。

治疗宫颈炎的小偏方

冬瓜子粉

　　冬瓜子90克，冰糖90克。将冬瓜子捣烂，加等量冰糖和水煎，早晚各服1次，2周为1个疗程。**此方可治疗白浊、带下、水肿等症，对宫颈炎有很好的疗效。**

艾叶煮鸡蛋

　　鸡蛋2个，艾叶15克。将艾叶放入清水中洗净，放入锅中，加入适量清水，以大火煮沸，转小火煎煮20分钟，去渣留汁，放入鸡蛋一起煮。食用鸡蛋即可。每日早起服用，连服1周。**此方能理气血、滋阴润燥，适用于宫颈炎。**

雄乌骨鸡汤

　　雄乌骨鸡1只，胡椒30克，莲肉、白果、粳米各15克。将胡椒、莲肉、白果、粳米研成细末放入鸡腹内，放入砂锅煮到鸡肉烂熟，空腹食用。每周服1~2次，连服1个月。**此方适用于脾虚型宫颈炎。**

鸡冠花汤

　　鸡冠花20克，猪瘦肉100克，红枣10枚，调料适量。将料洗净放入砂锅中，加适量清水大火煮沸，改用小火煮30分钟，调味后可饮汤食用。每日服一次，连服5~6次。**此方适用于急性宫颈炎。**

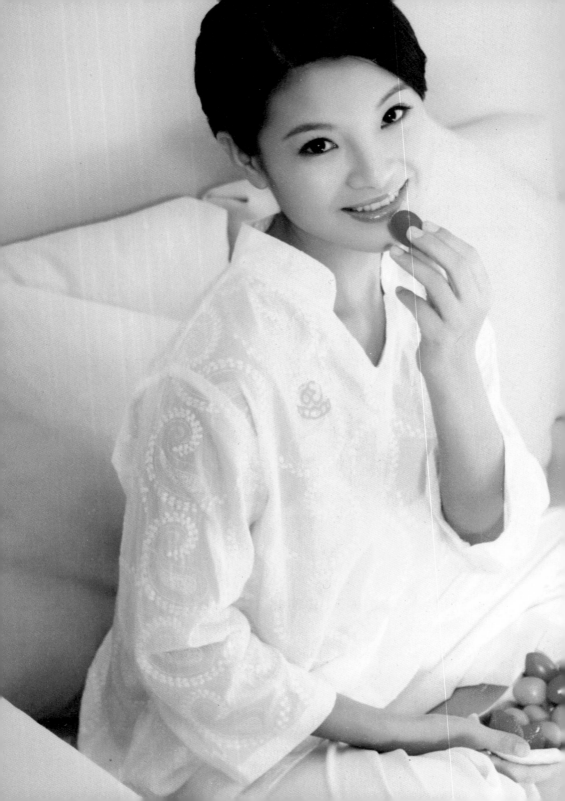

第七章

子宫肌瘤、卵巢囊肿，
不可掉以轻心

　　子宫肌瘤和卵巢囊肿都是育龄期女性的常见病、多发病，而且也越来越青睐于年轻的女性朋友。虽然子宫肌瘤和卵巢囊肿都属于良性疾病，但是女性朋友们仍然不能掉以轻心、听之任之，要及早检查，远离它们。

一、早期症状不明显

体检的时候，很多女人会被告知卵巢上有囊肿，这往往会让她们大惊失色。因为"囊肿"和"肿瘤"，听起来有那么点相似，有些女性朋友就会担心自己是不是得了癌症。而子宫肌瘤是妇科疾病中最容易被过度治疗的第二大类疾病，这种肌瘤发病率非常高，但并不是说都需要做手术，大部分人都是带瘤生存的。

一般来说，常见的卵巢囊肿的早期征兆有：

腹围增粗、腹内肿物 ▶

患者觉察自己的衣服或腰带显得紧小，才注意到腹部增大；或在晨间偶然感觉，因自己按腹部而发现腹内有肿物，加之腹胀不适。这是常见的卵巢囊肿的早期征兆。

腹痛 ▶

腹痛也是常见的卵巢囊肿的早期征兆。如肿瘤无并发症，极少疼痛。因此，卵巢瘤患者感觉腹痛，尤其忽然发生者，多是瘤蒂发生扭转，偶或为肿瘤破裂、出血或感染所致。此外，恶性囊肿多引起腹痛、腿痛，疼痛往往使患者以急症就诊。

月经紊乱 ▶

一侧卵巢，甚至双侧卵巢囊肿，由于并不破坏所有的正常卵巢组织，故多半不会引起月经紊乱，但月经紊乱同样属于常见的卵巢囊肿的早期征兆。

多数的子宫肌瘤患者是没有症状的，仅在盆腔检查或超声检查时会被发现。如有症状则与肌瘤生长部位、速度、有无变性及有无并发症关系密切，而相对与肌瘤大小、数目多少的关系较小。患有多个浆膜下肌瘤者未必有症状，而一个较小的黏膜下肌瘤常可引起不规则阴道流血或月经过多。

＊ **子宫出血**。子宫出血为子宫肌瘤最主要的症状，半数以上的患者会出现这种症状。其中以周期性出血为多，可表现为月经量增多、经期延长或周期缩短，亦可表现为不具有月经周期性的不规则阴道流血。

＊ **腹部包块及压迫症状**。肌瘤逐渐生长，当其使子宫增大超过3个月妊娠子宫大小或为位于宫底部的较大浆膜下肌瘤时，常能在腹部扪到包块，清晨膀胱充盈时更为明显。包块呈实性，可活动，无压痛。

＊ **疼痛**。一般情况下，子宫肌瘤不会引起疼痛，但不少患者会有下腹坠胀感以及腰背酸痛。当浆膜下肌瘤发生蒂扭转或子宫肌瘤发生红色变性时，可产生急性腹痛。

＊ **白带增多**。子宫腔增大，子宫内膜腺体增多，加之盆腔充血，可使得白带增加。子宫或宫颈的黏膜下肌瘤发生溃疡、感染、坏死时，则产生血性或脓性白带。

＊ **不孕与流产**。有些子宫肌瘤患者伴有不孕或易发生流产，对受孕及妊娠结果的影响可能与肌瘤的生长部位、大小及数目有关。巨大子宫肌瘤可引起宫腔变形，妨碍孕囊着床及胚胎生长发育；肌瘤压迫输卵管可导致管腔不通畅；黏膜下肌瘤可阻碍孕囊着床或影响精子进入宫腔。

＊ **贫血**。由于长期月经量过多或不规则阴道流血可引起失血性贫血，较严重的贫血多见于黏膜下肌瘤患者。

＊ **其他症状**。极少数子宫肌瘤患者可产生红细胞增多症，低血糖，一般认为与肿瘤产生异位激素有关。

以上所述为常见的卵巢囊肿和子宫肌瘤的早期征兆，相信女性朋友对此应该有一定的了解了。如果出现这些征兆一定要及时去医院积极地进行治疗，以便及时控制住病情，有效缓解症状。

二、卵巢囊肿也会自己消失

卵巢囊肿是在卵巢上生长的囊性肿块，种类较多，有生理性囊肿、巧克力囊肿、卵巢畸胎瘤等。大部分卵巢囊肿在发现初期是没有明显症状的，当囊肿超过5厘米或者更大时，可能会出现腹胀、月经改变等症状，发生扭转或者破裂的囊肿会引起急性腹痛，这时就需要高度警惕了。

但是对于一般的卵巢囊肿，有的可能不用处理就自行消失了，这是怎么回事呢？有些妇女在做超声检查时发现有卵巢囊肿，非常紧张，过了一段时间再去做超声检查时，却发现卵巢囊肿不见了。于是感到非常困惑，有的还认为是超声做得不准确。其实有些卵巢囊肿不用治疗，过一段时间可自行消失。

卵巢囊肿是卵巢瘤样病变与卵巢囊性肿瘤的总称。卵巢瘤样病变，又称卵巢非赘生性囊肿，多发生在育龄妇女，并非为卵巢肿瘤，而是一特殊的囊性结构，可来自卵巢的卵泡或黄体，包括滤泡囊肿、黄体囊肿、黄素囊肿等。其中滤泡囊肿较常见，是由于成熟卵泡不排卵或闭锁的卵泡持续存在，使卵泡液潴留而形成；黄体囊肿也较常见，在月经周期及妊娠期均可见到，是由于排卵后黄体持续存在并有出血，血浆渗出，黄体增大而成为黄体囊肿；黄素囊肿多见于葡萄胎等滋养细胞疾病，是由于大量绒毛膜促性腺激素刺激，使卵泡膜细胞黄体化而形成。这些囊肿较小，直径一般为1~3厘米，偶尔可达5~6厘米。这些囊肿绝大多数可于2个月内自行消失，不需特殊处理。

这些囊肿一般不会产生明显症状，只是在妇科检查时被发现。所以对于直径小于5厘米的卵巢囊肿，患者不必过分忧虑或恐惧，不必服药，也不必急于手术治疗，但应随访观察1~2个月，定期超声检查。如消失或变小，则为非赘生性囊肿；如果持续存在并增大，则应考虑有卵巢囊性肿瘤的可能性，应进行手术治疗。

对于很多女性来说，由于对卵巢囊肿的了解还不够，所以常常会觉得患了卵巢囊肿是一种十分严重的疾病，其实卵巢囊肿并非很严重。面对疾病我们并不需要有太大的心理压力，这样对于疾病本身来讲也是没有好处的，积极治疗就好。

三、卵巢早衰，美丽不再危害多

卵巢是女性重要的内分泌腺体之一，用于分泌女性激素和产生卵子，维持女性的性功能、肤质、肤色和三围体态等。可以说，女性能够维持青春活力，卵巢实在功不可没。

然而，近年来，很多年轻的女性由于生活和工作的压力较大，频频出现卵巢早衰的现象，甚至提前出现闭经。当女性脸上开始出现色斑、皱纹，没有了光泽和弹性，往往暗示着卵巢功能的衰退。

卵巢功能早衰出现低龄化的趋势，发病率也越来越高，女性要提高警惕，及时治疗，如果忽视不理，则很可能引发卵巢病变，后果不堪设想。

自检是否卵巢衰退

表7-1 卵巢衰退的症状

症状	自测	症状	自测
月经不调		烦躁易怒	
生理功能减退		疲乏无力	
皮肤粗糙		内分泌失调	
潮热虚汗		失眠多梦	
皱纹增多		阴道干涩	
头晕头痛		脱发断发	

出现表格中的1~2种症状，说明卵巢开始衰退。出现2~3种症状，则卵巢衰退开始加速。如果出现4种或4种以上的症状，卵巢衰退已经非常严重，必须采取挽救措施。

四、囊肿小于5厘米时可不做处理

事实上，卵巢囊肿就是卵巢上长了一个包，首先得分析这个包是生理性还是病理性的，一般生理性的是良性的，病理性的才需要治疗。值得庆幸的是，卵巢囊肿还是生理性的多。因为卵巢是一个排卵器官，卵泡产生、发育、发展的过程中就可能形成囊肿，这种囊肿一般在3个月之后可以自然消失。当然，还可以借助超声检查来判断，如果是生理性的囊肿，直径一般不会超过5厘米。

最常见的是子宫内膜"搬家"，搬到卵巢上去了，随着每次月经的出血逐渐长出一个血包，这就是"子宫内膜异位症"的囊肿，俗称"巧克力囊肿"。这种"巧克力囊肿"的恶变率也是千分之几，所以不必非常紧张。

卵巢囊肿一般包括以下几种类型：

出血性囊肿

有时滤泡囊肿及黄体囊肿生长过速，造成卵巢的组织牵扯出血。如果卵巢黄体破裂，造成腹腔内出血较多，易造成休克，需手术治疗。若出血量不多，机体可自行吸收。

畸胎瘤

这是一种很特别的囊肿，可能是在胚胎时期的细胞分化上出了问题，经过很长的时间才表现出来，可发生于任何年龄。它会在卵巢内生成毛发、牙齿等，最好及早切除。

功能性囊肿

这是最常见的囊肿。发生在排卵周期的育龄女性，异常量的液体聚集在滤泡内或黄体内，形成滤泡囊肿或黄体囊肿。这种功能性囊肿有时会很大，但不管用药与否，通常会在3个月内自行消失。

巧克力囊肿

巧克力囊肿是子宫内膜异位症的一种，在卵巢内形成大量黏稠咖啡色像巧克力状的液体，伴有月经期腹痛，会随时间的增加而变大，渐渐侵蚀正常的组织，造成卵巢组织不可逆的损害。药物治疗无效，需手术治疗。

卵巢囊肿较小时，多无症状。囊肿增大时，临床上多表现为小腹胀、不适，白带异常，或者伴有月经失调。当囊肿影响到激素分泌时，可能会出现阴道不规则出血等症状。较大的囊肿会对膀胱附近造成压迫，引起尿频、便秘、气急、心悸等症状。

在日常生活中，需定期体检，时常注意自己的身体有无卵巢囊肿的征兆，如果有一些不适，要弄清楚到底是什么原因造成的。

对于卵巢囊肿，首先必须明确诊断。对于没有症状的小于5厘米的肌瘤或者囊肿，可以暂时不做处理。但需要每3个月到半年进行彩超密切随访，如果囊肿大于5厘米，或者出现明显的临床症状，那么需要及时采取手术处理，以免病灶继续长大，甚至发生恶变。

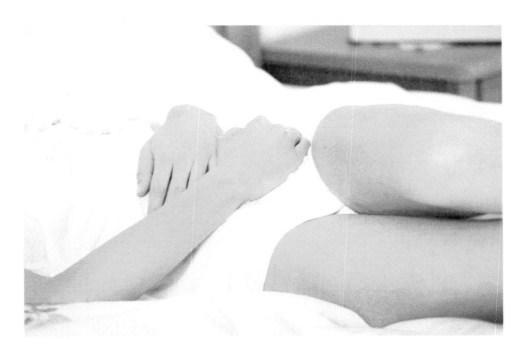

五、子宫肌瘤治疗与否，关键在位置

张医生作为附院妇产科的一名主任医师，擅长治疗子宫肌瘤。她在接诊中，经常被问及这样的问题："大夫，多大的子宫肌瘤需要治疗？" 张医生说，子宫肌瘤治还是不治，不能以大小作为判断标准，而是应以肌瘤所长的位置，以及有无症状作为依据。

子宫就像一个梨子，倒挂在阴道上。子宫由肌肉组成，所以子宫长了瘤子，叫子宫肌瘤。子宫壁分为3层，外层叫浆膜层，中间叫肌壁间层，最里面的叫黏膜层。所有的子宫肌瘤长在肌肉里，向子宫外长叫浆膜肌瘤，向子宫内生长叫黏膜肌瘤，在中间长的叫肌壁间肌瘤，其中以肌壁间肌瘤最常见，约占子宫肌瘤的60%～70%，其次是浆膜肌瘤和黏膜肌瘤。

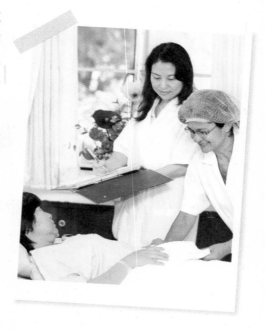

门诊上，张医生时常会遇到拿着体检单的女性，她们大多平时没有什么不适的症状，在例行体检时才发现自己长了子宫肌瘤，于是急忙忙地跑来问需不需要治疗。张医生说，这些咨询者，常以为子宫肌瘤的大小是治疗与否的关键。其实，这是错误的。是否治疗，要看子宫肌瘤长的位置和是否引起了症状。如果有症状，即使很小，小到直径1厘米也要治疗；如果没有症状，即使大到5厘米也不需要治疗。

不同的子宫肌瘤，症状不同

张医生说，不同位置的子宫肌瘤，症状不一样。

♥ 黏膜肌瘤

这种肌瘤向子宫内生长，会增加子宫内膜的表面面积。月经是由于子宫内膜脱落而形成的出血，所以，一旦有黏膜子宫肌瘤，就会出现月经量大、经期长的现象。

♥ 肌壁间肌瘤

肌壁间肌瘤因血循环较好，一般瘤体较少发生退变，可使宫体严重变形且影响子宫收缩。由于子宫体积增大、内膜面积增加，故常引起月经量过多、过频及经期持续时间延长。时间长了，易导致患者出现继发性贫血。

♥ 浆膜肌瘤

说浆膜肌瘤之前，先说说子宫的位置。子宫前面的邻居是膀胱，后面的邻居是直肠，两边是输尿管。所以，当肌瘤长在前面，而且已经长大到一定程度的时候，就会压迫膀胱，引起患者多尿的现象。正常人起夜 1 次或不起夜，她要起夜 3~4 次。如果肌瘤长在后面，且长大到一定程度，就会压迫到直肠，会经常有便意，老想大便。肌瘤长在两边，压迫到输尿管，尿液排泄就会不顺畅，该排出的尿排不出来，积聚在肾脏，肾脏经常感染，会出现腰痛症状。

子宫肌瘤长的位置不同，症状也不同。如果有症状，并确认症状与子宫肌瘤有关，可做手术把肌瘤切除。手术多为微创手术，医生会根据肌瘤的位置不同，选择宫腔镜或腹腔镜等方法。

六、治疗子宫肌瘤一定要切除子宫吗

很多女性朋友去医院做完检查之后，发现自己患上了子宫肌瘤，都会有一些疑惑，觉得自己要做子宫切除手术才行。事实上，有一些子宫肌瘤患者是不用做任何手术来治疗的。而通常治疗子宫肌瘤的方案里，也不仅仅只有手术这一项。子宫肌瘤剔除手术，并不是切除子宫手术。

随诊观察

如患者无明显的症状，而且也没有恶变的征象，则可以定期随诊观察。

药物治疗

促性腺激素

* 释放激素激动剂（GnRH-a），目前临床上常用的GnRH-a有亮丙瑞林（抑那通）、戈舍瑞林（诺雷得）、曲普瑞林（达必佳）等。GnRH-a不宜长期持续使用，仅用于手术前的预处理。
* 米非司酮，是一种孕激素拮抗剂，近年来临床上试用以治疗子宫肌瘤，可使肌瘤体积缩小，但停药后肌瘤多再长大。
* 达那唑，用于术前用药或治疗不宜手术的子宫肌瘤。停药后子宫肌瘤可长大。服用达那唑可造成肝功能损害，此外还可有雄激素引起的不良反应。
* 他莫昔芬（三苯氧胺）可抑制肌瘤生长。但长时间应用个别患者子宫肌瘤反见增大，甚至诱发子宫内膜异位症和子宫内膜癌，应予以注意。
* 雄激素类药物。常用药物有甲睾酮（甲基睾丸素）和丙酸睾素（丙酸睾丸素），可抑制肌瘤生长。应注意使用剂量，以免引起男性化。

在子宫肌瘤患者出血期，若出血量多，还可用子宫收缩剂（如缩宫素、麦角）及止血药物（如止血酸、三七片等），可起到一定程度的辅助止血作用。

手术治疗

子宫肌瘤的手术治疗包括肌瘤切除术及子宫切除术，可经腹部，亦可经阴道进行，也可行内镜手术（宫腔镜或腹腔镜）。术式及手术途径的选择取决于患者年龄、是否有生育要求、肌瘤大小及生长部位、医疗技术条件等因素。

✳ **肌瘤切除术**。将子宫肌瘤摘除而保留子宫的手术。主要用于40岁以下的年轻妇女，希望保留生育功能者。

✳ **子宫切除术**。肌瘤症状明显者，肌瘤有恶性病变可能者，无生育要求，适宜用子宫切除术。子宫切除术可选用全子宫切除或次全子宫切除，年龄较大，以全子宫切除为宜。术前须排除宫颈恶性疾病的可能性。

✳ **子宫动脉栓塞术**。通过放射介入的方法，直接将动脉导管插至子宫动脉，注入永久性栓塞颗粒，阻断子宫肌瘤血供，以达到肌瘤萎缩甚至消失。目前主要适用于子宫异常出血导致贫血等有症状的子宫肌瘤。

聚焦超声治疗

通过将超声波聚集，局部在肿瘤内部将温度提升到65℃以上，导致肿瘤发生凝固性坏死而起到治疗的作用，治疗可以使得肌瘤发生萎缩，缓解症状。适用于有症状的子宫肌瘤。

注意事项

肌瘤常易与下列疾病混淆，应该予以鉴别：
①子宫腺肌病及腺肌瘤；②妊娠子宫；③卵巢肿瘤；④子宫恶性肿瘤；⑤子宫肥大症；⑥子宫内翻；⑦子宫畸形；⑧盆腔炎性包块。

七、养护卵巢就是养护美丽

吴小姐今年 37 岁，做电商行业，每年的节假日都特别忙。她经常跟身边的好姐妹抱怨说，有时候很纠结，忙些吧，累得要死，不忙又没钱赚，这日子不是人过的。熬夜、加班对吴小姐来说是习以为常的事，特殊时期如"双十一"更是连饭都吃不上。长时间下来，她发现自己的皮肤变差了，经常发热出汗，排便也渐渐失常了，脸上长了不少色斑，食欲也跟着变差了，有时会头晕耳鸣，而且经常腰酸腿软，嘴巴很干燥。更严重的是，她的月经量渐渐变少了，性生活由于阴道干涩会生疼，丈夫也疏远了她。

她意识到问题的严重性，就去看了医生，看到诊断结果吓了一跳，原来她得了卵巢早衰。医生告诉她，不治疗的话，会提前闭经，还会产生一系列更年期综合征。

如今，生活压力大、工作紧张几乎成了白领们的共同特点。人若长期处在紧张状态，会使大脑皮层不稳定，引起脑垂体激素分泌量减少。而脑垂体激素的作用在于刺激卵巢分泌雌激素和孕激素。因此，脑垂体激素的分泌量少了，就会直接导致卵巢分泌的激素量减少，使卵巢功能退化。卵巢不能正常排卵或者排出的卵子质量不好，就会影响正常的受孕和生育。

卵巢所分泌的雌激素、孕激素直接或间接地支持全身多系统的生理功能。如果卵巢功能衰退，女性会出现雌激素低下的症状，还会造成骨质吸收速度过快，骨质丢失增加。因此，卵巢早衰的女性更容易引起骨质疏松症，髋部骨折危险性会大大增加，患心血管疾病的概率也会增加。

一旦卵巢停止生产卵子，女性就会进入绝经期，随之而来的是一系列的内分泌改变。"卵巢早衰"意味着女性更年期的提前到来，重要的是对于那些尚未做妈妈的女性来说，还可能导致不孕。

如何养护卵巢

育龄女性随着年龄增长，卵巢的功能开始衰退，所以应该在日常生活中注意保养卵巢，保持卵巢的年轻。

✱ **养成良好的睡眠习惯**。晚上入睡前不要过度上网和谈论刺激神经兴奋的话题，以免精神过度紧张和兴奋。不要熬夜，每天都应该定时入睡，23点前入睡可以保持良好的新陈代谢，减慢卵巢衰老的速度。

✱ **营养均衡**。许多育龄女性因为贪图形体美而减肥，但如果每天不能摄入足够的营养，人体便会处于营养不良的状态，卵巢就有可能因此受到影响。所以生活要有规律、膳食合理，多食用有助于保养卵巢的食物，如瘦肉、蔬果、坚果等，少吃不利于健康的垃圾食品，不吸烟、饮酒。

✱ **释放精神压力**。长时间处于精神高度紧张的女性更容易衰老，肌肤暗淡无光，也不利于卵巢的保养。因此，无论工作多繁忙，都应该保持乐观的精神，给自己释放精神压力。

✱ **适当的运动可以延缓卵巢衰退**。缺乏锻炼的女性，卵巢早衰的现象比经常锻炼的女性要提前很多。因此，抽出时间来锻炼身体，既可以保持形体优美，还有助于保养卵巢，一举两得。

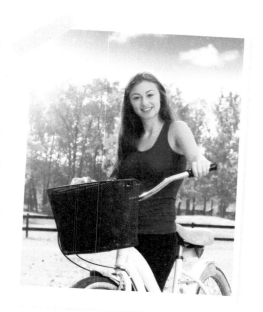

八、久坐不动小心卵巢"缺氧"

久坐已经成为现代人的生活常态。俗话说"久坐成疾"。久坐不但是致病的因素之一，也是导致不孕的元凶之一。女性久坐容易导致卵巢缺氧，进而导致卵巢早衰。特别是现在白领女性上班族，在工作日里多数是在办公室进行办公，缺少运动就更容易导致早衰。下面就一起了解一下女性久坐是怎么样导致卵巢缺氧的吧。

大部分女性除了睡觉，多数时间都是坐着：在办公室坐着，吃饭时坐着，在车上也是坐着。殊不知，女性长期久坐不动可能会导致不孕。这主要是因为长期久坐，缺乏正常的运动，导致气血循环障碍，引发月经前以及月经期剧烈腹疼。久坐不动所引起的气滞血瘀也会导致淋巴或血行性的栓塞，导致输卵管不通。

据临床统计，育龄女性中10%左右的人患有不孕症，尤其是经常坐办公室的女性，久坐不动导致"卵巢缺氧"、缺少锻炼使病毒侵袭致妇科炎症增多、营养不均衡和肥胖是女性不孕的三大主因。尤其对于那些本身就有子宫过度前倾，或者后屈问题的人来说，久坐还会导致经血逆流入卵巢，引起下腹痛等问题。

医学专家表示，临床上也经常碰到一些女性因不孕前来检查，结果是气滞血瘀所致。究其原因，这些病都与久坐有很大关系。还有体质较弱者，因为久坐而导致内膜组织增生，形成子宫内膜异位症，造成不孕。

经常性久坐的女性朋友在生活中一定要多注意，坐久后要适当起来运动才能避免卵巢受到威胁，才能让自己更加青春动人。

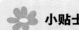

小贴士

▶办公室女性每天至少活动30分钟，例如：

◎上楼时不乘电梯，走楼梯；

◎坐公共汽车上下班时，提前两站下车步行；

◎看电视时，在电视播放广告时，站起来走动一下；

◎工作1个小时后，站起来适当活动一下。

九、避孕药不可长期服用

现在很多的人在进行性生活的时候，由于男性不愿意使用避孕套进行避孕，女性朋友们只能选择服用避孕药物进行避孕。然而长期地服用避孕药物容易患上宫颈癌。

根据专业的研究结果表明，与从不服用口服避孕药的女性相比，那些使用口服避孕药不到5年的妇女患宫颈癌的概率为10%，而服用口服避孕药5~9年的妇女的宫颈癌发生概率为60%。如果口服避孕药的使用期延长至10年以上，宫颈癌的发生率则可高达100%。

由于宫颈癌一般都能在其早期被检查出并得到比较及时的治疗，所以这种癌症的治愈率也比较高。尽管如此，宫颈癌目前仍是世界上许多国家癌症死亡的主要元凶之一。

服用避孕药的注意事项

一般健康的育龄女性都可以使用甾体激素避孕药，但用药期间可能会出现一些轻微不良反应，如恶心、呕吐等。一般无需治疗，大多随用药时间的延长而逐渐消失，或采用更换药物品种的方法，其症状会减轻。

在服用短效口服避孕药1~2年后，可停服1~2个周期以观察能否自然恢复月经，发现闭经者暂不宜服药。服药期间如避孕失败造成妊娠，应及早终止妊娠。如有生育计划的育龄女性，应在停药半年后再怀孕，停药期间可采用避孕套避孕。长期服药者应每年进行一次体验，测量血压、体重、腹部检查、乳房及盆腔检查。如发现异常应立即停药。

服用长效避孕药应特别注意勿将长效避孕药当做短效避孕药服用，造成服药过量，对机体产生不良反应。有些避孕药为糖衣片，如糖衣潮解，剥脱或药片粘在一起会影响避孕效果，不能再服用。长效避孕药服药年限不超过2~3年为宜，而短效避孕药服药年限以不超过5~6年为宜。

另外，服用避孕药需要把握以下用药原则，避免损害身体健康。

* 以往或现在有静脉或动脉血栓者，慎用。

* 有心脏病、充血性心力衰竭史者，不宜服用。

* 原发性高血压患者可在医师指导下服用。严重高血压症及肾原性高血压患者不宜服用。如用药期间发生高血压症，应停药观察。

* 胰岛素依赖型的糖尿病患者不宜服用。有糖尿病家族史或有糖尿病前期病史，如妊娠糖尿病史者，应在医师指导下服用。

* 急、慢性肝炎及肾炎者不宜服用。有肝、肾病史，目前功能正常，无症状者，宜在医师指导下服用。

* 子宫肌瘤，肺结核患者，宜在医师指导下服用，并定期进行复查。

* 癌症或癌前期变化，或乳房有肿块者不宜服用。

* 甲状腺功能亢进者，暂不宜服用。

* 用药期间，发生偏头痛或持续头痛者应停药。

什么是紧急避孕

紧急避孕是指在无保护性生活，或避孕失败（阴茎套破裂、滑脱；未能做到体外排精；错误计算安全期；漏服短效避孕药；宫内节育器滑脱），或特殊情况性交后72个小时内，女性为防止非意愿妊娠而采用的补救避孕法。

💗 紧急避孕方式有两种

紧急避孕可以采取子宫腔内放置含铜宫内节育器和口服紧急避孕药两种方式。放置含铜宫内节育器是最为有效的紧急避孕措施，特别适合希望长期避孕且没有禁忌症的育龄妇女，通常在发生无保护性生活后120个小时之内放入。但由于子宫内放置含铜宫内节育器需要在相应的时间期限内到医院由有资质的医生进行操作，因而没能被大部分需要紧急避孕的育龄妇女所接受。相比之下，紧急避孕药购买方便、口服简便，人们愿意将其当作避免计划外妊娠的首选方式，甚至将其作为常规避孕方法长期反复使用。

长期服药有健康隐患

偶尔服用紧急避孕药可造成头痛、恶心、乳房胀痛、眩晕及疲劳等症状，通常在24个小时内可自行缓解，若长期反复服用紧急避孕药可能出现以下问题。

卵巢囊肿

卵巢囊肿的病因之一为内分泌因素，当卵巢功能受到影响后，体内多种内分泌系统功能异常协同作用导致卵巢黄素囊肿。

子宫异常出血

长期服用紧急避孕药，影响了下丘脑－垂体－卵巢轴功能，雌激素持续作用于子宫内膜，缺乏周期性的孕酮对抗，会导致子宫异常出血，表现为出血时间不可预料，出血量变化很大，有些病人可能有大出血。

不孕

长期服用紧急避孕药，会延期或抑制排卵，同时孕激素可使宫颈口闭合，使宫颈黏液变黏稠，黏液栓阻碍精子进入，从而干扰受精，进而导致不孕。

闭经及卵巢早衰

当长期服用紧急避孕药引起卵巢不可逆的损伤后，卵巢分泌激素的功能衰竭，造成卵巢早衰，体内雌激素的水平逐渐减低，育龄女性出现潮热等绝经过渡期症状，同时伴随闭经。

子宫内膜息肉

米非司酮的强抗孕激素作用使子宫内膜暴露于无孕激素对抗的雌激素环境中，从而导致子宫内膜增生过长，除发生子宫异常出血外，亦会发生子宫内膜病变，如子宫内膜息肉，多发的直径大于1厘米的子宫内膜息肉有潜在癌变风险。

紧急避孕药不可长期服用

　　由于大剂量的米非司酮有抗糖皮质激素的作用，长期反复服用紧急避孕药可导致患者肾上腺皮质功能低下，从而产生皮肤色素沉着、全身不适、无精打采、乏力、倦怠、食欲减退、恶心、体重减轻、头晕和体位性低血压等症状，影响日常工作及生活；长期服用紧急避孕药还会增加今后的紧急避孕药失败的概率。

　　紧急避孕药仅对一次无保护的性生活有效，不宜长期重复服用，也不宜作为常规避孕方法。激素类避孕药（口服短效避孕药、避孕皮贴、阴道环、避孕针、皮下埋植避孕剂、含左炔诺孕酮的宫内节育器等）可在服用紧急避孕药后立刻使用，也可在下次月经恢复后使用。

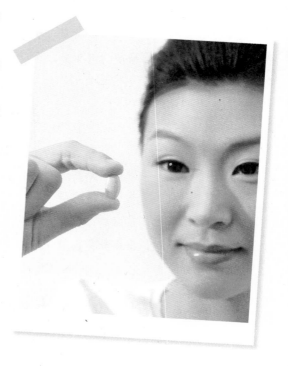

　　若等待下次月经恢复后再用常规避孕措施，则建议等待期间使用屏障避孕，比如避孕套。含铜宫内节育器用于紧急避孕效果确切，因此若在无保护性生活后5天内开始使用此类宫内节育器，则不必再使用其他紧急避孕药。

十、输卵管不畅，宫外孕、不孕症的元凶

欣兰和老公打了几年工后，开了一家小公司。万事开头难，前几年里欣兰和老公没少碰钉子，什么事都要亲历亲为，经常吃不好、睡不好。期间欣兰有一次意外怀孕，两人商量之后，咬咬牙把孩子打掉了。后来公司有了起色，没那么忙了，欣兰也落下了肠胃不好、痛经的毛病。

就这样打拼了几年，公司走上了正轨，房子、车子都有了，欣兰也30岁了，家里老人天天催着抱孙子。欣兰索性把公司全权交给老公打理，自己回家安心休养，准备怀孕生子。谁知一年过去了，肚子也没动静。去医院检查，结果显示老公身体健康，精液正常，而欣兰竟检查出一侧的输卵管堵塞。这对渴望当父母的夫妻俩来说，无疑是晴天霹雳。

我们都知道，女性的输卵管是精子和卵子的"鹊桥"，没有它，精子和卵子就没法相会，新的生命也就无法产生。输卵管极其精致，是输送精子、捡拾卵子、提供精卵结合的场所，将精卵结合后形成的胚胎运送到子宫腔，并在此期间内提供精卵和胚胎存活、发育所需的环境和能量。所以，输卵管是生命诞生最早的起源地，人类生命的前4天就是在这里度过的。现在广为人知的试管婴儿技术，就是体外模拟输卵管的功能，连早期胚子和胚胎的培养液都是按照输卵管液的成分配制的，只是还远远达不到输卵管液的精致水平。

然而，输卵管又是极其脆弱的。任何的生殖道感染、流产、宫腔操作、节育器取放、分娩、手术、阑尾炎、肺结核、子宫内膜异位症等都可能引发输卵管的炎症，如间质增生、粘连乃至阻塞、积水、包裹、盘曲缠绕，从而使其丧失捡卵和运输的功能。输卵管不通畅通常会有三个不同的结局：第一个是正常地怀孕；第二个是不孕；第三个则是宫外孕。

宫外孕与输卵管不畅

宫外孕是妇产科的一个急重症，如果没有及时处理，是极有可能造成急性失血过多而导致孕妇死亡的。那么输卵管不通是如何导致宫外孕的呢？

顺利怀孕的第一个先决条件是受精卵能到达子宫着床，那么受精卵就必须先经过输卵管。如果输卵管不通畅，那么受精卵就不能顺利地抵达目的地，选择在半路就停下来，这就造成了妊娠的位置不对，也就是宫外孕。宫外孕约有98%发生在输卵管。

输卵管不通、管腔闭塞、积水或粘连，均会妨碍精子、卵子或受精卵的运行，致使受精卵到达宫腔产生障碍而发生宫外孕。受精卵在输卵管妊娠是难以持久的，在停经后1~2月内，逐渐长大的受精卵会撑破输卵管，造成大出血，引起休克，甚至危及生命。为最大限度地避免宫外孕的发生，不论是一侧还是双侧输卵管堵塞，患者都应该尽快疏通。因为输卵管堵塞通常是由炎症引发，假如久拖不治，炎症会不断加重，最终会导致输卵管功能丧失，甚至可能患上女性不孕症。

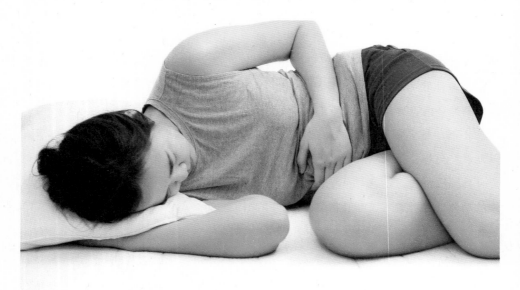

不孕与输卵管不畅

输卵管堵塞是不孕症的常见原因，占不孕患者的1/3，近年来有逐渐上升的趋势，是不孕症的治疗难题。它分为原发性和继发性输卵管堵塞。所谓原发性输卵管堵塞，即先天性的，出生时就有的，这种堵塞极为少见；而继发性输卵管堵塞，即是后天性的因素所造成的堵塞，非常常见，是因一些疾病因素及人为因素造成的，也是引起输卵管堵塞的最主要因素。继发性的原因分有机械性和病理性两种。

机械性输卵管阻塞是由一些脱落的栓子及器官的功能性收缩所造成的。常见的栓子有月经期的内膜碎片、血凝块、药物流产及人工流产时由于子宫收缩及流产时的子宫负压吸引的突然解除引起的胚胎组织及胚胎附属物，还有的是由于输卵管液的固缩引起输卵管阻塞等。输卵管受到一些刺激时，会发生功能性痉挛致开口及管腔收缩而形成输卵管的梗阻。这样造成输卵管阻塞的机会还是不多的，最常见的原因是病理性的阻塞。病理性输卵管堵塞多数由输卵管病变引起，最常见的是输卵管出现炎性病变，输卵管炎的病因是由病原体感染引起，病原体主要有葡萄球菌、链球菌、大肠杆菌、淋球菌、变形杆菌、肺炎球菌、衣原体等。

输卵管不畅的三种类型

♥ 输卵管通而不畅

输卵管通而不畅，这种病情况比较轻微，通常只要将输卵管打通就可以怀孕。

♥ 输卵管完全不通

输卵管完全不通这种情况通常比较严重，如果治疗不及时的话怀孕的概率就很小了。

♥ 输卵管闭塞不通

对于输卵管闭塞不通的情况而言，损坏程度较轻，大部分输卵管是正常的，经过治疗以后怀孕的概率很大。

如何诊断输卵管不畅

　　诊断输卵管功能障碍及粘连，可做输卵管通水或造影术及腹腔镜检查、输卵管盆腔现影术等。子宫输卵管造影可检查输卵管是否通畅、子宫腔是否有粘连等。腹腔镜检查则可了解输卵管粘连的程度，还可同时进行治疗。

　　超声输卵管盆腔显影术可探及伞端，并可确定伞端的形态是否正常、伞端有无粘连及输卵管是否通畅。B超阴道探头由于频率高，探头可紧贴宫颈和后穹隆，干扰又少，且因为接近子宫和卵巢，因此图像的分辨率也高，检查结果较正确。

　　超声输卵管显影是当前最先进的检查和治疗方法。

输卵管不畅有哪些症状

　　输卵管不畅的体征：体表表现为体温高，脉率变快，下腹部有肌紧张或抵抗感、压痛、反跳痛。妇科检查可有阴道宫颈脓血性排液，宫颈充血、触之易出血，举痛。附件区压痛，可能触到痛性包块。后穹隆穿刺术可抽出少量脓性液。

　　输卵管不畅的症状：急性发作的下腹痛、坠胀；尿频、尿痛；阴道排液呈脓血状；伴寒战发热，还可能有便秘或腹泻。若在月经期或月经后发病，则流血量增多，经期延长。

十一、精油按摩保养有科学依据吗

近年来，精油按摩保养卵巢成为很多美容院的热门项目，号称可以通过精油按摩来改善卵巢功能，甚至延缓衰老，解决各种由于衰老带来的皮肤及身体问题。事实上，精油按摩卵巢真的有效吗？

专家表示，美容院所谓的卵巢保养，基本上都是在小腹上相应的穴位涂抹精油，然后按摩、点穴。如果女性盆腔的血液流通不畅，这样做就很容易造成小腹内部出血，卵巢囊肿者甚至可能造成囊肿破裂，导致严重后果。

众所周知，卵巢通过分泌雌激素和孕激素，对女性的生理状况产生影响。但是根本没有研究资料表明用精油按摩具有调节激素、预防早衰的功能。事实上，卵巢虽然是女性最重要的器官之一，对女性的容貌和身材有所影响，但当女性进入更年期，卵巢功能逐渐衰退，会出现更多的皱纹和色斑，乳房也会开始萎缩、下垂。而造成衰老的因素并不仅仅是来自卵巢功能的影响。人体的衰老不可逆转，很多美容院所宣传的保养卵巢延迟绝经，根本不靠谱。

想要靠改变激素来延缓衰老，从医学上来讲，并非不可能。但是必须要在医生的建议和指导下进行，这绝非美容院的精油按摩就可以达到的功效。再者，卵巢深藏于盆腔内部，位于子宫底的后外侧，与盆腔侧壁相接。试想，卵巢处在这么深的位置，一般的腹部按摩手法根本无法触及它，精油更不可能透过皮肤、脂肪、肌肉、筋膜等组织，到达卵巢。

保养卵巢的正确方法应该是均衡的饮食，加上适当的运动，坚持合理的生活习惯尤为重要。

十二、专家解疑：卵巢囊肿或子宫肌瘤患者能不能怀孕

🌸 患有卵巢囊肿或子宫肌瘤的妇女，可以怀孕吗？

子宫肌瘤患者能否怀孕，与肌瘤的大小及生长部位有关。一般情况下，如果子宫肌瘤不大（最好小于4厘米），且无其他明显症状和影响，仍可怀孕生育。卵巢囊肿如较小，对怀孕影响不大，如较大或伴有炎性包块等，则应该先予治疗。

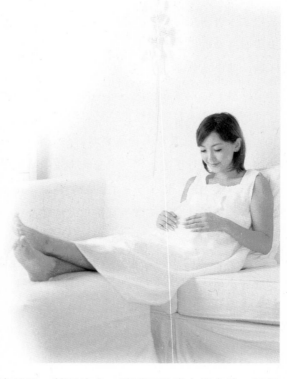

我们知道子宫肌瘤是生长在子宫上的肉性瘤体，根据生长部位不同分为浆膜下、肌壁间、黏膜下三类。当发生肌壁间肌瘤和黏膜下肌瘤时，可能引起不孕。因为肌壁间肌瘤如果较大并向宫腔突出，会改变宫腔的形状，影响宫腔的解剖关系，尤其生长在近宫角的地方，阻塞输卵管或影响精子的上行速度，妨碍精子通过输卵管和卵子结合，也可能造成宫外孕，甚至流产。黏膜下肌瘤占据宫腔，同样会影响受精卵的着床，也会造成宫外孕和流产。但并不是所有患子宫肌瘤的妇女都

不能怀孕，肌瘤较小，生长部位靠近浆膜的一样可以怀孕，但在怀孕期间由于子宫的血运丰富，肌瘤会生长较快，也可能发生红色变性，产生疼痛，甚至引发早产。

因此，患有子宫肌瘤的妇女如果想怀孕，应在计划怀孕前去看医生，了解自己是否适于怀孕，听听医生的意见。如果肌瘤过大，建议先做子宫肌瘤剔除，痊愈后再怀孕。如果有黏膜下肌瘤，应在宫腔镜下先把肌瘤摘除再怀孕。有子宫肌瘤的妊娠女性，应选择有经验的医生进行诊治，定期做产前检查，制定合理的治疗方案和分娩方式，同时决定如果做剖宫产是否同时摘除肌瘤等。科学诊治可以预防发生流产、产后大出血、胎位不正、子宫破裂等现象。

患卵巢囊肿的情况多种多样，卵巢囊肿有良性和恶性之分，也有大小之分。如发现恶性肿瘤应立即手术切除，并进行化疗以保全生命，不考虑怀孕。如为良性肿瘤，也分赘生性和非赘生性两种。如果经检查发现卵巢良性肿瘤，应确定大小以及和月经周期的关系，如卵巢囊肿生长过快、过大，应尽早手术切除或剔除；有些囊肿如为畸胎瘤，会发生蒂扭转，产生急腹痛；还有些囊肿壁较薄，易自发破裂，也发生急腹痛。因此在准备怀孕时应查清盆腔，如囊肿大于5厘米，应进行手术后再怀孕。如怀孕后发现有卵巢囊肿，应定期到医院检查，如在孕期逐渐长大，最好在怀孕18~20周内手术切除为妥。

十三、关爱子宫肌瘤的食疗方

晓晓今年 30 岁，是一位很能干的服装设计师，她平时行事风风火火，醉心于工作。有时候甚至彻夜加班，各地飞来飞去地出差更是常事，就连吃饭、睡觉都是马马虎虎的。就在半年前，晓晓突然感觉自己衣带渐紧，以为只是胖了，没有多留意。后来随着白带增多、月经量减少、腹痛、腰酸这些症状的出现，晓晓开始感觉力不从心。不仅工作上时常出错，而且动不动就发脾气，和同事的关系日渐紧张。实在不得已，晓晓只能到附近的医院检查，结果发现患了子宫肌瘤。西医的治疗手段主要是手术切除，虽然过程快，但缺点就是切除后极易复发。这下晓晓陷入了纠结，做手术痛苦大，耽误时间，还不一定好，该怎么办呢？

晓晓的阿姨听说了这件事，急忙联系上晓晓，告诉她不要做手术。原来晓晓的阿姨之前也患上了子宫肌瘤，但是她考虑到自己年纪较大，就采用了保守治疗——中医。而现在她的子宫肌瘤已经完全治好了，所以她推荐晓晓到一家中医馆进行问诊。于是晓晓心里揣着小九九来到阿姨推荐的中医馆。老中医先生通过诊断，发现晓晓小腹胀满，积块不坚，痛无定处；舌苔薄白而润，脉沉而弦，这正是气滞为主证的子宫肌瘤。子宫肌瘤，中医也叫"癥瘕"，其形成多与正气虚弱、血气失调有关，常以气滞血瘀、痰湿内阻等因素结聚而成。因此，辨证施治当围绕气、血、痰湿来进行，病在气则理气行滞，病在血则活血化瘀，如果病为痰，则化痰消症。医生告诉晓晓，中医治疗子宫肌瘤不用手术也能治好。有个方子适合她的病情，可去除子宫肌瘤的烦恼，不但便宜，材料容易获取，而且还相当美味呢。

晓晓高高兴兴地回去了，连续服食方子 2 周，她的小腹不硬了，而且小了很多，白带正常了，脾气也好了很多，腰酸的感觉也没了。3 个月后，晓晓去当地医院检查，发现肌瘤已经基本消失了。

这里需要留意的是，治好了子宫肌瘤的女性，平时还要注意通过饮食防治，辅助预防子宫肌瘤复发；同时放松心情，注意休息，学会调节郁闷的情绪，不要多思多虑。

治疗子宫肌瘤的小偏方

核桃仁粥

核桃仁15克，鸡内金12克，粳米100克。将核桃仁、鸡内金捣成粉，加清水研制去渣，同淘洗净的粳米煮粥，即可食用。分顿食用，连服7天。**此方适用于气滞血瘀、腹中瘀滞疼痛的患者。**

花生丁香猪尾汤

猪尾90克，丁香、花生、盐各少许。猪尾洗净斩成段，放入开水中氽透捞起，将猪尾、丁香、花生放入瓦罐加适量水，用武火烧开后改文火煲2.5小时，加盐调味即可，每周1~3次，连服1个月。**此方对寒凝血瘀所致的子宫肌瘤有很好的疗效。**

艾叶当归瘦肉汤

艾叶、当归、元胡各9克，瘦猪肉60克，盐适量。将瘦猪肉洗净后切成片。将元胡、艾叶、当归用水煎煮后滤取药汁。将此药汁与瘦肉片一同入锅炖煮至猪肉烂熟，调入盐，可食肉饮汤。每周1次，连服1个月。**此方适用于气滞血瘀型子宫肌瘤。**

益母草煮鸡蛋

益母草30克，陈皮9克，鸡蛋2个，盐少许。将鸡蛋洗净，与益母草、陈皮一起放入锅中，加水适量炖煮至鸡蛋全熟。将熟鸡蛋捞出，剥去外壳，放回锅中炖煮5分钟，放少许盐调味，即可去渣、食蛋、饮汤，每日服1剂。经前1~2天开服，连续服5~7天。**本方适用于气滞血瘀型子宫肌瘤。**

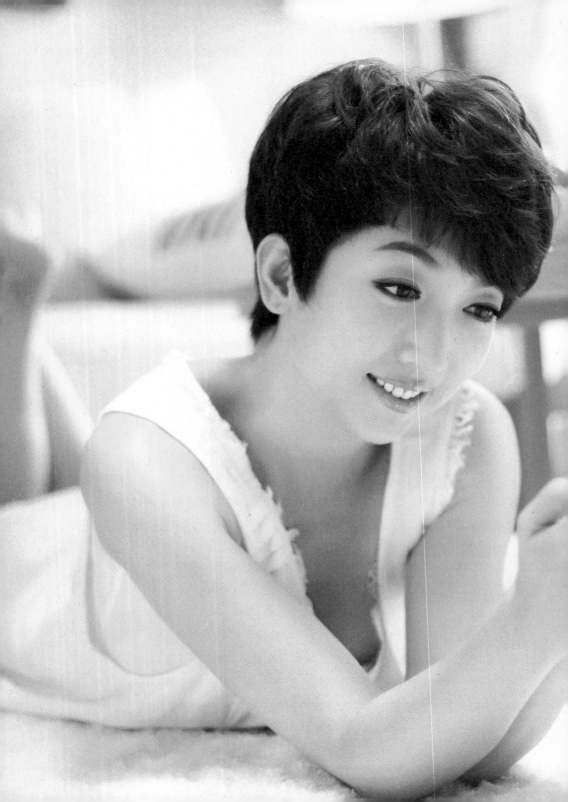

第八章

阴道炎，丢失了

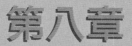

第一道防线

女性的第一道防线是阴道。如果没有谨慎防住这第一道防线，坚守不利，就会丢失前方的阵地，使得妇科病由浅入深，由轻转重。患上阴道炎就相当于丢失了第一道防线，炎症便会由阴道上行到宫颈引起宫颈炎，甚至祸及子宫内膜、盆腔，连累输卵管等子宫附件。只有关爱阴道，及时治好阴道炎，才能给其他的妇科病设防。

一、你了解阴道炎吗

可以说，没有一种病会比阴道炎更让女人感到自卑的。大多数女人也都选择自己默默忍受，不敢面对爱人。这一切的苦恼都是因为女人对于阴道炎并不了解。

事实上，大多数育龄女性都患过或正存在着阴道炎症，但很多人对阴道炎并不重视。阴道炎，就是阴道有炎症。当阴道的自然防御功能受到破坏时，病原体便易于侵入，导致阴道炎症。

除了及时就医外，阴道炎患者在日常生活中也可以通过一些细节进行调养。

* 稳定情绪、颐养性情，避免熬夜加班，并根据自己的性格和发病诱因进行心理治疗。

* 加强锻炼，增强体质，提高自身免疫功能。积极消除诱发因素，及时治疗生殖器官的各种炎症。

* 多注意外阴及周围皮肤的清洁，避免用手抓挠，以免感染细菌。治疗期间避免性生活。清洗外阴时，不要用热水烫洗，也不要用高锰酸钾液坐浴。最好用清水淋浴，而不是用各种洗液反复冲洗阴道。

* 饮食清淡，忌食用刺激性食物；多食用酸奶，有助于体内有益菌繁殖，抑制有害菌生存；多食用富含抗氧化剂的食物，以增强机体免疫力。

自我判断是否为阴道炎患者

● 外阴瘙痒、灼热痛、坐卧不宁。

● 白带增多，呈白色稠厚豆渣样。

● 小阴唇内侧及阴道黏膜上附着白色膜状物，擦除后露出红肿黏膜片，有受损的糜烂面及表浅的溃疡。

● 尿频、尿急、尿痛、同房痛。

二、白带浑浊一定是阴道炎吗

27岁的媚媚在准备怀孕前，到医院进行相关的检查，没想到，结果却查出了自己的白带"清洁度3度"。媚媚心想，难道自己患上阴道炎了吗？她赶紧拿着检查结果来到医生的诊室。医生看完媚媚的检查报告，说道："虽然'白带清洁度3度'按照医学定义就是'阴道炎'，但是心情、饮食、性生活等因素，都可能引起白带浑浊。我看你除此之外，并没有其他不适的症状，暂时不需要治疗。你回去好好休息一段时间，过两个星期再过来检查一次。"媚媚听完医生的话，才终于松了一口气。

如何进行白带检查

白带是由阴道黏膜渗出物、宫颈管及子宫内膜腺体分泌物等混合组成，其形成与雌激素的作用有关。医生只需用一根棉签伸入阴道后部，蘸取一点分泌物即可用于化验。主要用于检查阴道内有无滴虫、真菌等感染，确定阴道清洁度。

阴道清洁度分为1、2、3、4度四个等级，1~2度属正常，3~4度表示阴道炎症，级别越高，炎症越严重。

白带清洁度3度就是炎症吗

一般的白带检查主要包括清洁度、淋球菌、滴虫、真菌、线索细胞等，清洁度1~2度属于正常，3度属于炎症，如果其他几种检查结果出现阳性，一般清洁度就是4度。医生大体会按照这样的结果来判断是否为阴道炎。以上的说法是医学教科书中所阐述的，在临床实践中，医生们通常不会轻易下诊断。因为对于白带的清洁度，除了炎症以外，其他因素也会增加度数。

♥ 心情、饮食也会有影响

中医认为，带下与月经一样，与心情、饮食都有关系。心情、饮食会影响白带的性状、质地等，所以熬夜、生活起居不正常、饮食偏向肥腻酸甜等，也会引起白带清洁度3度。此外，在月经刚刚干净或月经前，因为特殊的生理改变，白带也不可能是清澈的，浑浊的白带也经常可以查到清洁度3度。性生活活跃的女性，清洁度经常为3度。此外，季节、地理环境也会影响白带清洁度。春夏时，南方地区潮湿炎热，所以成年女性的白带检查多数显示清洁度3度。

♥ 无症状可默认为正常

正是由于上述原因，虽然常规的白带检查清洁度3度可以认为属于炎症范围，但是只要没有其他的不舒服症状（如阴部痛或痒、灼热、小便急频痛、白带有臭味等），也没有查到传染病病原体（如衣原体、淋球菌等），那么就可以默认为正常，不需要治疗。但是如果清洁度是3度，同时有不舒服的症状出现，就需要治疗。治疗通常都是局部用药即可，除非有很特别的病原体感染，才需要口服抗生素。

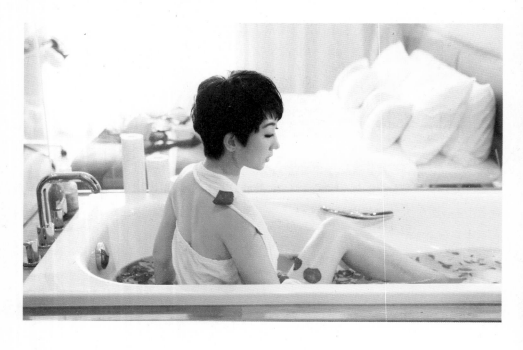

三、反复发作的阴道炎要对症下药

　　小李最近阴道炎犯了，外阴和阴道像被火烧着一样，又热又痒，她总是忍不住用手去挠，但越挠越痒，坐在办公室里感觉浑身不自在，坐立不安。以前她也经常出现这样的情况，一般她都是去药店买一瓶洁阴洗液，自己回家冲洗几天就会好。但这次接连洗了几次，却毫无效果。被这个症状"骚扰"得苦不堪言的她，不得不去医院挂了个急诊看病。医院给出的诊断结果是小李患上了霉菌性阴道炎。

　　阴道炎是女性最常见的、最易患上的妇科病，也是最难治的妇科病之一。引起阴道炎的原因有很多，但我们发现阴道炎总是反复发作，而且不易治愈，给女性朋友带来了不少的困扰。要想从根本上解决妇科炎症复发的问题，那就必须了解复发的原因，从而对症处理，彻底治疗。

　　正常情况下，女性阴道里都有霉菌，一旦菌群失衡，就可能引发霉菌性阴道炎。霉菌好酸性，尤其是月经前后，随着阴道酸碱度发生变化，霉菌就容易大量产生，导致阴道内酸碱度失衡。所以通常患霉菌性阴道炎时，需要用碱性洗液清洗。但霉菌性阴道炎是个非常顽固的家伙，像小李的这种状况，就是长期使用碱性洗液，产生了耐药性的缘故。

　　除了对药物产生耐药性而致使阴道炎难以治愈之外，还有一些其他的原因，同样也会导致阴道炎反复发作。

用肥皂、抗生素清洗私处

　　有些女性朋友习惯用肥皂、沐浴液清洗私处，或者用抗生素或中药浸浴，这通常不能保护有益菌的生存，反而会影响菌群的平衡。虽然阴道炎发作时能暂时缓解症状，但并不能从根源上解决问题，从而致使炎症反复发作。

乱用药，人为拖延病情

　　大多数女性朋友对妇科炎症没有足够的重视，或喜欢自行到药店买一些消炎镇痛片，造成了人为地拖延病情。如果妇科炎症在急性期没有彻底治愈，转为慢性炎症后，往往经久不愈，反复发作。建议女性朋友有症状时，及时到正规的医院接受正规治疗。

生活方式不健康

由于生活和工作的压力，不少女性的生物钟被打乱，身体抵抗力下降，免疫力也不断降低，有害菌乘虚而入。即便平时十分注意个人卫生，当身体抵抗力差时，还是很容易感染上炎症。因此，建议女性朋友要保持轻松的心态，适当给自己减压。生活节奏规律，身体抵抗力自然随之上升，疾病也会跟着减少。

用药疗程不足

用药疗程不足是妇科炎症病人最常见的问题。部分病人经治疗后，由于症状得到缓解或消除，而自己选择停止用药，不再配合医生治疗，结果使疾病未能彻底治愈。当阴道的酸碱环境发生改变时，妇科炎症就会再次复发。此外，还有部分患者疗效不佳时频繁换药，这也是炎症久治不愈的主要原因。

性生活不清洁

不洁的性生活使外来细菌被带入，从而导致炎症的复发。男性的外生殖器具有较多的褶皱，有很多分泌物积聚到那里，为细菌繁殖创造了一个良好的环境。若不注意卫生，性交时容易将细菌带入妻子的尿道和阴道，从而引起感染，严重的话，还会导致不孕。

建议在每次性生活前后，男女双方都要各清洗一次生殖器，以保证清洁。在清洗的过程中，还应该注意：

* 切忌过于频繁地搓洗生殖器官。
* 要用温水清洗，避免用热水或冷水。因为热水会造成局部的刺激或损伤，而冷水清洗则会让人感到不适，且不易将分泌物清洗干净。
* 平时最好用清水清洗，慎用清洗液。

四、洁阴不慎有损健康

孙晓从小十分注重干净卫生，大到房间、衣柜，小到杯子、袜子，她都要保持一定的整洁和干净。本来爱干净也没什么不好，但是孙晓认为私处也很肮脏，便经常用洁阴洗液冲洗阴道。可不承想，孙晓越用洁阴洗液冲洗，阴道反而越痒。等到实在忍受不了这种折磨时，孙晓才到医院做检查，发现自己阴道的菌群已经失衡，并且患上了轻度的阴道炎。

洁阴，即清洁外阴部，是女性生活中必须采取的日常卫生措施之一。虽说是小事一桩，却大有讲究，稍有不慎，陷入怪圈，将破坏女性生殖道的天然防线，有损健康。

阴道的两道天然防线

女性生殖道有两道天然防线。一道是"解剖防线"，由外至内有五道关卡，女士洁阴的范围往往涉及第一、二道关卡。第一道关卡在外阴部，两侧大阴唇自然合拢，遮掩住阴道口，使细菌难以进入。第二道关卡在阴道，由于骨盆底肌肉的作用，使阴道前后壁紧贴，阴道口闭合，可防止外界的污染。不过产后阴道松弛，防御功能会有所削弱。

另一道是"生理防线"。一方面，在雌激素的影响下，阴道的上皮细胞不断新陈代谢，增生变厚，增强了对病原体的抵御力。另一方面，在阴道杆菌的作用下，阴道上皮细胞中富含的糖原可分解为乳酸，以维持阴道正常的酸性环境，使适应于弱碱环境中繁殖的病原体受到抑制，这在医学上称为阴道的自净作用。所以说，健康妇女的阴道内虽然有一些细菌存在，但通常不引起炎症。

引起女性生殖道炎症的病原体不外乎两大来源，即来自原本寄生于阴道内的菌群，和来自外界入侵的病原体。正常情况下，阴道内以阴道杆菌占优势，还有少量厌氧菌、支原体及念珠菌，这些微生物形成一种正常的生态平衡。但是，当人体免疫力低下、内分泌激素发生变化，或遭受外来因素如组织损伤、性交，而破坏了阴道的生态平衡时，这些常住的菌群就会变成致病菌，冲破阴道屏障而引起感染。

洁阴怪圈有哪些

爱清洁、讲卫生，固然是好事。但不少女士就像孙晓一样，过分讲究清洁，甚至养成洁癖习性，陷入了洁阴的怪圈。

💜 不恰当地使用洁阴用品

最常见的洁阴方式是用肥皂清洗外阴部，采用这种方式的女性普遍认为肥皂有较好的洁净作用。但是肥皂（包括香皂）为碱性，对皮肤有刺激性作用，去皮脂后皮肤干燥，反而会引起皮肤刺痒。有的女性喜欢用沐浴露，认为沐浴露的清洗作用温和。其实，沐浴露是化学制剂，刺激皮肤黏膜后容易引起过敏性或接触性皮炎。还有些女性经常用中药制剂清洗阴部，认为中药最安全。某些中药虽有清热解毒、消炎的作用，但中药制剂也属于医用处方药，应该在医生的指导下使用。而且中药保存期较短，容易变质发霉，使用后反而有害。

还有的女性喜欢用高锰酸钾消毒剂，认为这样消毒洁阴更彻底。这里要特别提醒的是，高锰酸钾使用时间较长时皮肤会变得干燥，容易引起皮肤瘙痒。如果没有按标准稀释高锰酸钾，浓度超过1：5000或粉末没有完全溶解，一旦沾上外阴部，便会腐蚀娇嫩的皮肤和黏膜。实际上，健康的女性根本不需要使用上述洁阴用品，完全不必要多此一举。

💜 洁阴方法不当

有些女性想当然地将洁阴范围扩大到阴道，经常用药液冲洗阴道，认为这样做可以减少白带，预防感染。其实，白带是女性的正常生理现象，是阴道渗出液、子宫颈和子宫体内膜腺体分泌物的混合液。白带少，阴道不够湿润，反而会引起不适感。如果经常冲洗阴道，必然会改变阴道的酸性环境，破坏阴道的自净作用，扰乱正常菌群的相互制约。

　　还有的女士习惯在经期和如厕后使用洁阴湿巾来擦拭私处。洁阴湿巾由于添加了除菌药物的成分，可起到抑菌作用，但并不能杀菌。而且如果频繁使用，会打破女性体内本来的酸碱平衡度，引起妇科疾病。

如何正确洁阴

　　女性"特殊地带"的清洁有它的特殊性。那么，日复一日的洁阴工作究竟该如何进行呢？其实，健康的女性（即无生殖道炎症）洁阴，只需清除外阴部皮肤表面上积聚的汗液、皮脂、阴道排液、尿和粪渍即可，没有必要大动干戈。洁阴的原则应该是，维护女性生殖道的天然防线，不破坏阴道内的酸碱平衡，不让外界的病原体进入阴道。

　　一般来说，需注意以下几点：

* 每天晚上用温水轻轻地清洗外阴部。
* 清洗外阴时把淋浴器的喷头对准外阴，让水往下流，从前向后清洗外阴。注意不要让水流进阴道，尤其是月经期间。
* 大便后用手纸由前向后揩拭干净。若不揩净，肛门口留有粪渍，污染了内裤，粪渍内含有的肠道细菌会趁机拐入阴道，引起炎症。
* 每天最好洁阴两次，除了在晚上洗澡时进行常规洁阴外，在大便后也要进行洁阴。
* 月经期间，要用温水勤洗外阴，勤换卫生巾，以免血渍成为细菌的培养基。
* 平时不用护垫，以免增加摩擦及刺激外阴部皮肤，致使局部湿热积聚，引起外阴炎症。

五、丁字裤存在妇科隐患

网络上，曾有一项关于丁字裤的调查。调查结果显示，在参与调查的5万人中，有一半以上的女性喜欢穿丁字裤，并认为穿着它很性感，也很舒服。有36%的女性认为，丁字裤虽然性感，但是穿着不舒服。而另一项针对男性"是否喜欢女友穿丁字裤"的调查显示，有72%的男性认为女性穿丁字裤很性感。可是，穿丁字裤存在很多疾病的隐患，女性朋友们应该尽量少穿。

丁字裤有妇科病隐患

女性要想阴部健康，首先要保证外阴部的清洁和干燥。但是，很多丁字裤却无法满足这一条件。绝大部分女性在穿丁字裤后出现了私处瘙痒、疼痛等现象，有20%的女性因此患上妇科炎症，另有8%的女性因为穿丁字裤患上了痔疮。

为什么会出现这种状况呢？这是因为丁字裤的覆盖面积较小，会阴部只有一条绳子粗的布带勒着。布带局部压强大，又不断与皮肤摩擦，就很容易使局部皮肤充血、红肿、破损，进而发展为外阴炎。为增强贴身效果，有的丁字裤是由透气性差的化纤材料制成的，更容易引起皮肤破损、感染或过敏。

特殊时期不穿丁字裤

其实，丁字裤并非完全不能穿。为了减少穿丁字裤的不适感，降低感染妇科炎症的概率，女性朋友应尽量选择纯棉透气材质或超细纤维材质的丁字裤；同时，要注意外面的衣物尽量宽松，要每天换洗丁字裤，晚上休息时要脱下丁字裤，换上普通棉质内裤。

不过在一些特殊时期，女性朋友最好不要穿丁字裤，如经期、排卵期、妊娠期等。因为丁字裤覆盖面积比较小，这时穿着容易诱发炎症。若在穿丁字裤期间出现外阴瘙痒、疼痛症状时，要及时到医院就诊，在医生指导下对症用药。

六、女性游泳需谨慎

夏天天气炎热，人们都喜欢去游泳馆游泳，以消除暑热。但是对于女性朋友来说，夏季游泳要慎防阴道炎的发生。因为这个时候是妇科病的高发期，主要是以外阴瘙痒、阴道炎的发病为主，且主要是由于去公共场所游泳所引起的。

不在泳池随地坐

夏季的游泳馆，是一个极易传染细菌的场所。女性的尿道短，阴道和外界又是相通的，这就为病菌感染提供了方便之门。在游泳馆中，经常能看到有些女孩子游累了就随意坐在游泳池边的地上或台阶上，地上和台阶上同时也有很多人光着脚走来走去，这时不小心坐上去，就很容易引起霉菌性阴道炎。公共游泳池的更衣室通常都比较简单，凳子、马桶、储物柜都是公用的，每一处都可能潜藏霉菌，导致感染。

女性游完泳后不要穿着湿的游泳衣到处乱坐。游泳后立即排尿可起到清洁作用。而且每次游泳后都应该仔细清洗外阴，以保持皮肤及外阴的清洁。

经期不能游泳

女性的阴道虽然本身具有自净以及自然防御的功能，但是在月经前期，阴道抵抗力相对减弱。如果此时到不清洁的水域游泳，含有病原微生物的水就可以"大摇大摆"地进入阴道、子宫和输卵管等生殖器官，引起细菌性阴道炎、输卵管炎等妇科病。

一部分女性认为，只要放上内置式卫生棉，经期照样可以游泳。其实这种方法是不可取的。因为经血是病菌繁殖的良好培养基，况且处于经期的子宫是开放的。内置式卫生棉被水浸湿后，病菌很容易透过吸附经血的棉层进入体内，造成生殖系统感染。而且月经期间不宜受凉，如果此时游泳，容易导致月经失调。

七、熬夜影响妇科健康

在前面的小节中，我们已经提到了各种使得阴道炎反复发作的原因，其中有一项就是熬夜。由于生活节奏的加快，习惯性熬夜的女性越来越多。特别是工作繁忙的职业女性，经常熬夜加班已成为常态，而一到周末、假期，又要熬夜上网、玩游戏。

熬夜对女性的危害是很大的，最直接的影响就是会造成免疫系统的紊乱。免疫系统不能发挥保护功能时，容易招致细菌、病毒、真菌等的侵袭。因此，常熬夜的都市女性免疫力低下最直接的表现就是容易生病，特别是脆弱的阴道部位，可能会引起阴道炎症。

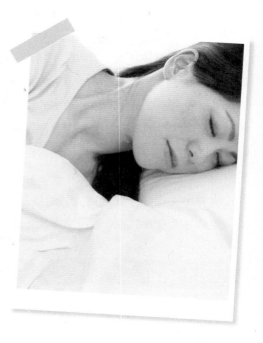

另外，睡眠不足容易导致内分泌功能失调，从而影响女性的排卵周期。一旦排卵周期被打乱，就可能出现月经不规律，随之出现孕激素分泌不平衡的情形。很多高发的妇科疾病，如子宫肌瘤、子宫内膜病变、卵巢囊肿、卵巢癌等，都与雌激素、孕激素的分泌有着很大的关系。

熬夜晚睡是很多妇科疾病的幕后推手。为了健康着想，女性应尽量避免熬夜，多注意休息。把自身的生物钟调节好，提高机体的免疫力，把妇科疾病"扼杀在摇篮里"。

八、房事前后，私处要特别护理

健康有规律的性生活对女性的身心健康十分重要。有相关的调查显示，性生活和谐健康的女性，机体免疫力较强，内分泌、精神状态也比较稳定，不仅生活愉悦，婚姻也较和谐美满。但是在性生活前后，女性要注意保持私处的卫生洁净，避免在性生活中将细菌带至体内。

房事前后要清洗"私密处"

不论是男性还是女性的外生殖器，其黏膜外都有皱褶，很容易滋生细菌。女性尿道、阴道、肛门紧邻，病菌容易相互污染。每次房事，男性的精液和女性阴道分泌的黏液，会沾在外生殖器上，阴道口或阴茎上的污物还会被带入阴道内，引起炎症。

因此，房事前后仔细地清洗男女双方的外生殖器，是防止生殖道炎症，阻断各种传染病的重要措施之一。女性清洗外阴要注意清洗大小阴唇间、阴道前庭部，阴道内则不需要清洗。房事前后还应各排尿一次。房事前排尿，可防止膨胀的膀胱受压带来不适，影响性生活质量。房事后排尿一次，可以让尿液冲洗尿道口，把少量的细菌冲刷掉，预防尿路感染。特别是女方，因尿道比较短，一旦感染，容易上行引起肾盂肾炎。

哪些情况下禁房事

● 处女膜破裂后几天内。由于阴道局部有伤口，同房时会疼痛，护理不好还会发炎。

● 月经期不可以同房，防止引起妇科病。

● 产褥期。此时生殖器官功能尚未恢复正常，应禁止房事。

● 怀孕开始3个月和临产前3个月，不宜行房事，以免引起流产或早产。

● 夫妇一方性器官有炎症、患有重病或传染性疾病期间，应遵医嘱避免房事。

九、滴虫性阴道炎，谁要做检查

廖小姐最近感到外阴瘙痒，尿道口有灼伤样疼痛，白带也明显增多。到医院进行检查后，医生表示她患了滴虫性阴道炎，并叮嘱她滴虫性阴道炎可通过性交传染，所以在治疗期间要禁止同房。廖小姐的丈夫得知后非常生气："滴虫性阴道炎可通过男女性交传染，我没有这个病，你怎么会患上呢？"为此，夫妻双方闹得不可开交。廖小姐觉得百口莫辩，只能把丈夫拉进了医院，经过医生的解释，廖小姐的丈夫才知道原来是自己误会了妻子：男性没有症状也可能感染滴虫。医学专家表示，当女方发现自己感染了滴虫性阴道炎时，男方应积极配合一起用药治疗。而在未治愈前不建议夫妻同房，直到经医生确认双方都已治愈，才能停药及恢复性生活，否则容易造成交叉感染。

滴虫性阴道炎是由阴道毛滴虫感染引起的常见的阴道炎之一，其传播途径主要有两种：一是通过性生活直接传播；二是通过浴池、泳池、浴巾、脚盆、马桶等公共用品间接传播。滴虫性阴道炎典型的症状是阴道口及外阴部瘙痒、灼痛和性交痛，白带增多，呈稀薄泡沫状、黄绿色，有臭味。阴道毛滴虫还可侵入尿道或尿道旁腺，甚至膀胱、肾盂。若合并尿道感染时，可能伴有尿频、尿急、尿痛，有时可见血尿。

但滴虫感染却不是女性的专利，滴虫还能侵入男性的包皮及皱褶、尿道或前列腺中，甚至侵入膀胱、肾盂。只是男性感染滴虫后，一般表现为排尿痛、尿道口有刺痒感，或尿道口有少量分泌物。也有些男性感染后并没有明显的症状，但却是明确的感染源，致使他的女伴发病或反复发病。因此，当女方发现感染滴虫性阴道炎，男方千万不能不问青红皂白责怪女方，而是应该积极配合，一起用药治疗。

那么，除了滴虫性阴道炎，如果女性患上其他阴道炎，如细菌性阴道炎、霉菌性阴道炎，男性伴侣是否也要治疗？这倒是不需要的。但如果女性反复感染阴道炎，或其性伴侣出现排尿痛、尿道口有刺痒感或尿道口有少量分泌物等不适症状，那么建议双方一起到医院检查有无生殖道感染。

十、吃蒜有助于防治阴道炎

阴道炎常常让很多女性猝不及防，其实，吃对食物也能有效预防阴道炎。

大蒜中富含蒜素、大蒜辣素等物质，它们是含硫的天然杀菌物质，具有强烈的杀菌作用，可抑制白色念珠菌在阴道内的过度生长和繁殖。更难得的是，蒜素不仅可以有效地对抗阴道炎，还可以瞬间杀死伤寒杆菌、痢疾杆菌、流感病毒等。除了大蒜，洋葱也含有一定的蒜素，因此经常食用洋葱对于防治阴道炎也有非常不错的效果。

蒜素在防治阴道炎上的功效奇特，但要想将这种功效发挥到极致，还需要注意大蒜的食用方法。将大蒜于口腔中嚼碎后直接吞服的效果是最好的。但有些人由于不喜欢大蒜的辛辣味道，便把大蒜切碎烹制后再食用，这样做是不科学的。因为大蒜中的有效活性成分会因久置氧化或高温失去作用。所以，要想发挥蒜素的最大作用，还是要选择生食大蒜，而且必须咀嚼。

有些人担心生食大蒜会留下口腔异味，其实只要在生食大蒜后含一口牛奶，或嚼几片茶叶就能轻松消除口腔异味。如果不喜欢生鲜大蒜的味道，也可以选择用大蒜制成的保健食品补充剂，不仅可以防治阴道炎，还可预防心血管疾病，蒜素还可以促进血液循环。

虽然经常食用蒜类有助于防治阴道炎，但如果是已经患上阴道炎的女性，则应该在医生的指导下积极治疗。蒜素食疗只能作为辅助治疗和预防的手段，不能成为治疗阴道炎的单独方法。

十一、酸奶能维持阴道健康

酸奶对女性的身体健康是十分有益的，它含有大量的保加利亚乳杆菌、乳酸杆菌和嗜酸乳杆菌。这些菌种进入人体后，首先在肠道中抑制致病菌和腐败菌的繁殖，调节肠道中菌群之间的平衡。在经过1~2周之后，女性阴道中能分离出乳酸杆菌。因此，长期食用酸奶，可以将阴道内的菌群调节到一个正常的状态。

酸奶不可饮用过多

食用酸奶不仅能满足你的味蕾享受，还可以调节体内的菌群。但需要注意的是，酸奶不可以大喝特喝。喝过多酸奶会导致胃酸过多，影响胃黏膜及消化酶的分泌，降低食欲。如果是胃酸过多、脾胃虚寒或腹胀的女性，更不适宜多饮酸奶。而对于健康的女性来说，每天食用250毫升左右的酸奶是比较适合的。

酸奶饮料不能代替酸奶

许多人会误以为酸奶饮料就是酸奶，其实本质上二者是不一样的。酸奶饮料和酸奶的营养成分含量差别很大，酸奶饮料的营养只有酸奶的1/3左右。酸奶饮料允许加水配制，除了微量的牛奶和水以外，还有甜味剂、果味剂等成分，属于饮料中的一种。所以女性不能用酸奶饮料来代替酸奶。

酸奶不宜空腹饮用

空腹时胃内的酸度较大，此时食用酸奶，胃酸会将酸奶特有的乳酸菌杀死，使得保健效果减弱。所以，食用酸奶的最佳时间应该是饭后1小时，此时胃内的酸碱度最适合乳酸菌生长。不过，虽然喝酸奶有许多好处，但喝完酸奶要及时刷牙，因为酸奶中的某些菌种及酸性物质对牙齿有一定的损害。

十二、远离细菌要求勤换卫生巾

卫生巾，就像是每个月"大姨妈"来临时，默默守护着我们的护翼天使。如此亲密的关系，我们本应该对卫生巾十分了解，但是有不少女性却对卫生巾的使用存在着一些疑虑。

到底多长时间就要更换一次卫生巾？

卫生巾可以长期放在卫生间吗？

卫生巾的有效期有留意过吗？

趁着促销打折，大量补仓卫生巾是否可取呢？

使用卫生巾前要洗手吗？

……

经期用品的清洁卫生特别重要。因为盆腔、子宫、宫颈、阴道、体外环境都是相通的，这样的结构使女性的生殖系统特别容易遭受外界致病物的侵袭。尤其在月经期间，生殖器官的抵抗力下降，比平时更加脆弱，如果使用了不合标准的卫生巾，很容易发生感染。

勤换卫生巾很重要

经血中有丰富的营养物质，很容易成为细菌大肆滋生的"培养基"，所以，卫生巾一定要勤更换。

两种错误的做法

● 使用了吸收力强、保护功能好的卫生巾，就以为长时间使用同一片卫生巾也没关系。

● 在经血量少的时候忘记更换。

有调查显示，日本女人在月经期间平均每天更换6次卫生巾，而中国女人为3次。虽然同为亚洲人种，体质应无太大的差异，但是中国女性因使用宫内节育环的比例较高，经期的整体血流量会更大。因此女性应该勤于更换卫生巾。

另外，在使用卫生巾时还应该注意的事项如下：

✱ 每2~4小时更换一次；

✱ 慎用药物卫生巾，以防过敏；

✱ 拆开卫生巾前务必洗手；

✱ 卫生巾不要放在卫生间里。我国大多数的卫生间是暗卫，终日不见阳光，又多潮湿，很容易滋生霉菌，污染卫生巾；

✱ 一般说来，促销品、赠品有可能是商家处理的滞销产品，产品质量很难保证。在选择新产品时，要尽量选择信誉好的知名厂家产品，不要一味追新。

"卫生巾过敏"不容忽视

有些女性使用卫生巾时有过敏的情况，而阻止过敏的唯一办法就是回避过敏原，所以一旦感觉刺激、痒、不舒服，应该马上停用这种卫生巾，最好还能找出引起过敏的成分（最多见的是卫生巾中的香精），含相同成分的卫生巾都不要再用。

皮肤敏感的女性最好少用干爽网面的卫生巾，而多选择用棉质网面。干爽网面虽吸收快，但棉质网面更柔软舒服，对皮肤的刺激小。另外，阴部在夏天更容易发生过敏，这是因为湿气在局部聚集的缘故，所以更要注意常常更换。

卫生护垫不宜常用

月经的前后两天，旅行、出差等洗浴不便的情况下，卫生护垫不失为一种方便、实用、清洁的选择。但是卫生护垫不适合经常使用。

阴部的皮肤与嘴唇的皮肤构造相似。在医学上，如果嘴唇遭受损伤，高明的整形医生可以移植皮肤来再造。对于这两处的皮肤，理想的环境都是不可以太干燥，也不可以太湿润。试想，我们对嘴唇的呵护，难道是经常把它包起来吗？娇嫩的皮肤需要一个非常透气的环境，如果封闭得太严实，湿气聚集，就容易滋生病菌，造成各种健康问题。最理想的用品是高织棉内衣，并天天换洗。如果一定非得使用卫生护垫的话，别忘了选择透气性好的产品。

如果白带比较多，颜色发黄或带血，出现异味，有可能是因为阴道炎症等疾患。这时，最好的办法并不是用卫生护垫，而是尽快到医院就诊。

卫生巾有消毒与漂白吗

卫生巾并非是彻底无菌的，因为既很难做到，又没有必要。经血中本身就带有很多微生物，通常来说，对人体并无危害。所以，很多品牌的卫生巾并不专门消毒，只要符合国家要求的标准，控制致病菌、微生物的数目在一定范围内，就不会伤害女性的健康。

市面上也有一些产品是经过消毒的。需要注意的是，消毒大多是通过一种化学气体——环氧乙烷，事后必须储存一段时间才能上市，否则，残留的环氧乙烷有可能对人体造成危害。国家对此有专门的规定。

卫生巾的那份洁白是"漂"出来的吗？这倒不一定。有的卫生巾，原材料本身就有非常洁白的色泽，不需要再漂。当然市面上也有一些卫生巾使用了荧光增白剂，不过我们也用不着一听到荧光增白剂就色变。目前世界上有几千种荧光增白剂，其中只有几种被怀疑对人体健康有害，但都不用于造纸行业。换句话说，目前用于造纸的荧光增白剂，并没有证据说明其有害。

十三、阴道炎可能影响怀孕

月经的来潮，等于按下了青春期的确认键。于是，白带和月经一唱一和，交替到来，一个负责子宫的清润，一个负责子宫的清扫。然而，白带却并不总是那么清润的，在炎症的感染下，它会呈现出异常的颜色，还伴随着瘙痒。而且炎症的分泌物对精子具有杀伤力，拖得久了，怀孕也会成为大问题。

阴道炎症之所以会造成不孕，是因为疾病导致阴道出现过多炎性分泌物，会影响精液质量，降低精子成活率及穿透力，从而引起不孕。病菌还能上行感染宫腔，引起子宫内膜、输卵管炎症及输卵管粘连等，使精卵结合受阻，引起不孕。此外，在输卵管炎症未治愈的情况下怀孕，还易发生宫外孕。

阴道炎与怀孕

这样说来，很多女人会觉得危言耸听了。难道很多女人都有的小小阴道炎会影响怀孕吗？事实上，这不是必然会发生的，而是有这个可能。

霉菌性阴道炎对怀孕有一定的影响。阴道在正常情况下有一个相对安全的环境，微生物比较稳定，酸碱度比较均衡，这种环境适宜精子暂时存留。精子通过的环境是非常重要的，一旦这种环境被破坏，就容易发生不孕。如果女性朋友患了霉菌性阴道炎，阴道酸碱度的改变会使精子的活动力受到抑制，且炎性细胞可吞噬精子，加上病情发作时产生的性交痛及性欲减退，均可影响正常受孕。但霉菌性阴道炎导致的不孕是暂时性的，疾病治愈后仍可受孕。

如果患上了滴虫性阴道炎，阴道毛滴虫能吞噬精子，并能阻碍乳酸生成，影响精子在阴道内的存活，可导致不孕。育龄夫妻在性生活中，需要留心双方是否有异常情况出现，如性交后阴道是否出血等。如果存在类似的异常情况，则应尽快去医院检查，早发现，早治疗，在身体状况允许的情况下再受孕。

十四、专家解疑：同房中出现阴道干涩怎么办

 如果在同房过程中，出现阴道干涩怎么办？

女性的阴道，在性生活中起着非常重要的作用。如果阴道出现了干涩的情况，在同房时，不仅会让阴道有种火辣辣的疼痛，性生活也没法正常地进行了。

♥ 如何有效治疗阴道干涩

由于饮食习惯造成的阴道干涩，常常伴随着口角发炎、皮肤粗糙、舌炎、脱屑等。在这种情形下，女性只需要补充必要的维生素就可以了，在平时应该注意多吃奶制品、动物肝肾、蛋黄、香菇、芹菜、橘子、橙子等食物。如果情况比较严重的，可以服用维生素药片。

而如果是由阴道炎造成的阴道干涩，则应该及时就医。阴道炎治好了，干涩的情况就会慢慢消失。在阴道干涩的同时，阴道出现白带异常、瘙痒难耐、红肿等症状，应先到正规的医院进行检查，确诊为阴道炎后再治疗。

生活上的一些坏习惯，也是阴道干涩的祸因。如长期服用避孕药、过度清洁阴道、经常熬夜导致内分泌失调、心理压力过大等，都会对性生活造成直接的影响。杜绝生活中的坏习惯，才能从源头上规避阴道炎的产生。

润滑剂在性生活中的作用是不言而喻的，而水溶性润滑剂的刺激性较小，不会给私处造成太大的影响，而且能够全面提高性体验。润滑剂的有效性是公认的，但是应对阴道干涩最根本的办法，还是从身体内部出发，让阴道恢复水嫩、弹性。对于一些性冷淡的女性，则需要更多的时间和前戏去唤起她的性欲。与伴侣做好沟通是必要的，多一些耐心和温柔，就可以少些痛苦。

更年期是导致阴道干涩最常见的原因。更年期卵巢功能衰退，雌激素分泌减少，阴道分泌物减少，就会出现阴道干涩的症状。此时可以尝试用药物治疗。

十五、关爱阴道炎的食疗方

何美是做电话客服工作的，有时候忙起来一天接100多个电话，连喝水、去厕所的时间都没有。有一段时间，何美觉得白带多、下阴痒、小便黄，老想去厕所，小便时还有点痛。受了广告的影响，何美便自己去药店买了一些消炎药，吃了以后感觉好多了。于是何美放下心来，又投入到忙碌的工作中去，谁知才过了几天，毛病又出现了，而且好像比上一次更严重些。这下何美可犯愁了，这什么时候是个头啊？

何美的好朋友以前也有过这样的难言之隐，她知道了何美的烦恼之后，推荐何美去一家中医馆。何美来到好朋友推荐的这家中医馆，医生见她面色发黄、神色疲倦、舌淡胖、苔白腻、脉濡缓，属于脾虚湿热导致的霉菌性阴道炎。

见此，医生除了给何美开健脾燥湿、清热杀虫的药方之外，还建议她食用一个小偏方：银杏莲子冬瓜子饮。中医认为，银杏"入肺经、益脾气、定喘咳、缩小便"，有降痰、清毒、杀虫之功能，可治疗赤白带下、慢性淋浊等症；莲子具有补脾止泻、止带、益肾涩精、养心安神之功效，常用于脾虚泄泻、带下、遗精、心悸失眠；冬瓜子性凉、味甘，具有消痈排脓、利湿的功效，常用来治疗痰热咳嗽、白浊、带下、水肿等症。

另外，何美的工作性质经常一坐就是一天，如果空闲的时候可以多站起来走走；保持外阴清洁，坚持每天换内裤，保持阴道透气、干燥；治疗期间禁止性交，丈夫或性伴侣也应同时进行针对性治疗；禁止搔抓、热水烫洗；注意饮食调理，避免刺激性食物；多吃新鲜的瓜果蔬菜；加强锻炼，增强体质，提高自身免疫功能。

阴道炎分为细菌性阴道炎、滴虫性阴道炎、霉菌性阴道炎、老年性阴道炎，是妇科门诊常见的疾病。一般来说，阴道对病原体的侵入有自然预防功能，如果发现白带出现异常，或者外阴瘙痒且有灼热感，或者有尿痛、尿急、尿频的症状出现，基本可以确定为阴道炎症，要到医院检查确诊，对症治疗。

治疗阴道炎的小偏方

银杏莲子冬瓜子饮

银杏8粒，去心莲子30克，冬瓜子40克，白糖15克。莲子浸泡10小时，银杏去壳，与莲子、冬瓜子同入锅中，加清水以小火炖30分钟，至莲子熟烂后加入白糖即成。每天服1~2次，连服2周。**此方健脾益气、利湿止带，适用于阴道炎，证属脾虚者。**

熟地黄芪芡实羹

熟地黄、黄芪各20克，芡实粉100克，蜂王浆20克。将熟地黄、黄芪洗净、晒干，切片放入砂锅，加清水浸泡约30分钟，以小火煎煮约1小时，去渣取汁。将芡实粉逐渐加入锅中，边加热边搅拌成羹，离火后调入蜂王浆即成，早晚各服2次，连服5~7天。**此方益肾补脾，收涩止带，适用于老年性阴道炎，证属肝肾阴虚者。**

猪肝马鞭草

猪肝60克，马鞭草30克。将材料切成小块，并拌匀，用盖碗盖好放入锅内蒸30分钟。每日1服，连服1周。**此方活血散瘀、解毒利水。**

大蒜汁

将大蒜去皮捣碎，加入开水熬成汤，每天用大蒜汁清洗外阴2~3次，3天为一疗程。**对治疗外阴瘙痒和滴虫性阴道炎效果极好。**

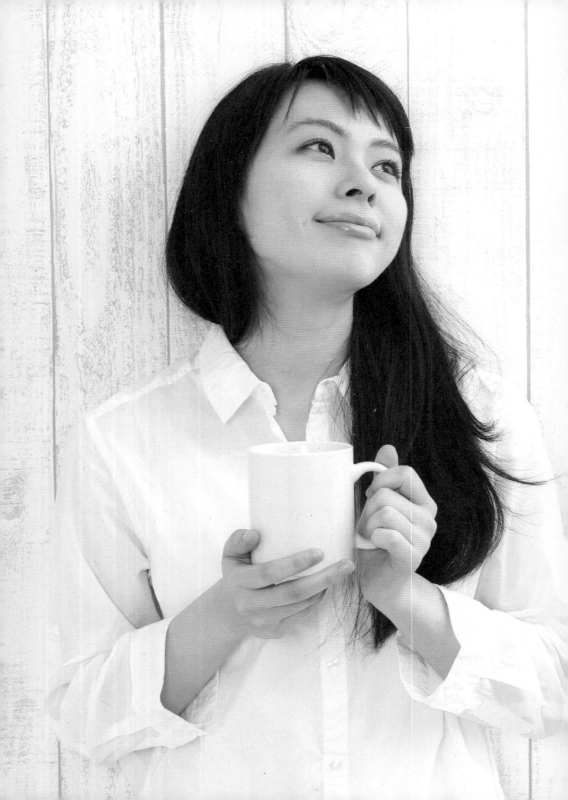

第九章

子宫内膜增生，怀孕的"敌人"

宝宝是降临人间的天使，然而对子宫内膜异位症患者来说，孕育一个宝宝有时显得很困难。虽然子宫内膜增生是女性的一种生理变化，但若一直处于增殖的期间，则会成为一个病症，破坏子宫内部的平衡环境。子宫内膜增生，俨然成了阻挡育龄女性实现母亲梦的隐形杀手。

一、雌激素刺激是发病原因

子宫，它静默地生长在女人身体的深处。然而，正是这深陷所在，上帝设计的秘密"生命基地"，使得女人无法认识自己，因为，她追根溯源，却看不到它。子宫的"脸面"——子宫内膜，对女人而言，它远比外在的这张"脸面"更重要。

我们都知道女性从进入青春期开始，卵巢便会分泌雌激素，促进阴道、子宫、输卵管和卵巢本身的发育，同时子宫内膜增厚，产生月经。这说明子宫内膜增厚是一种非常正常的生理现象，而且发生的时候也感觉不到什么异样。但是如果体内因为炎症、内分泌紊乱、外来的激素刺激让它失去了正常的消退，而是一直处于生殖的阶段，就会破坏子宫的平衡环境，呈现出功能性子宫出血的症状，如月经不调、不规则出血、少经或闭经后出血不止。因此，当子宫内膜过度增长时，往往是在提醒我们，这并不是正常的月经周期变化，而是已经成为一个病症，需要重视起来。

子宫内膜增生在任何年龄段的女性身上都有可能发生，它不是不能治疗的病症，而是可逆的，只要长时间地保持一种良性的状态，经过治疗，是可以完全治愈的。子宫内膜增生的发病因素目前尚不十分清楚，但以下的现象和事实说明了长期雌激素刺激是其主要发病因素。

处于青春期的少女、围绝经期女性，或下丘脑－垂体－卵巢轴的某个环节失调、多囊卵巢综合征等群体中，都可能有不排卵的现象。子宫内膜长期、持续性地受雌激素的作用，而又没有孕激素对抗，缺少周期性分泌期的转化，就会使得其处于增生的状态。另外，在接受绝经后雌激素补充治疗（ERT）患者中观察到，单用雌激素期限达到1年，就有20%的女性子宫内膜增生。

由此可以看出子宫内膜增生与长时期的雌激素刺激有关。如果体内的雌激素水平较高，而孕激素水平无能力对其进行调节抑制，则子宫内膜很容易发生过度增长。女性朋友在日常生活中，一定要避免外来的雌激素的干扰，如服用含有大量雌激素的药物等。

二、有恶性疾病特征的良性疾病

雅丽曾经美丽大方，有一个幸福的家庭和一个体贴的丈夫。但这一切，都在她被诊断出子宫内膜异位症后摇摇欲坠。因为下腹疼痛和阴道大量出血，她无法和丈夫过正常的夫妻生活，又因为并发了输卵管堵塞，患上了不孕症，无法为一心期待做父亲的丈夫生育一个健康、可爱的宝宝，离婚似乎成了不可避免的结局。

有些女性痛经多年，求治后才发现是患有子宫内膜异位症。子宫内膜异位症（简称内异症）是指具有生长功能的子宫内膜组织生长在宫腔壁表面以外的异常位置而引起的病变。其主要症状是疼痛和不孕。临床统计表明：该病患者的87.7%存在痛经，71.3%有下腹痛，39.5%有排便痛，56.2%有性交痛，而由内异症引起的不孕更高达50%以上。不断加剧的痛经，随之而来的不孕、性生活痛苦，乃至担心害怕等，严重地影响着妇女的健康和生活质量，甚至影响到了婚姻的和谐与家庭的幸福。

这种疾病虽然是良性疾病，却有着一些类似恶性疾病的生物学特征，如局部侵犯、远处播散、易复发等。随着社会的发展，出现初潮低龄化、妊娠分娩高龄化、绝经高龄化，本病发病率也有逐渐上升趋势，已占普通妇科手术的30%以上。尽管育龄妇女内异症的发病率高达15%以上，却很少有早期确诊者，直到异位的内膜形成肿块，引发严重的疼痛，才确诊就医。由于治疗不及时，过去60%以上的患者可能因此终身不孕，有些重症患者即使切除子宫仍无济于事。对子宫内膜异位症，国内外妇产科学者一直在努力探索其发病机制，但至今尚无定论。由于发病机理尚未明了，目前西医临床尚缺乏有效的治愈手段，不管是激素治疗还是手术治疗，都存在着复发和副作用大的弊端，而且患者的卵巢功能也有可能因此而受到影响。

三、子宫内膜异位会引发痛经、不孕

子宫内膜异位症是一种常见的妇科疾病，是子宫内膜组织生长在子宫腔以外而引起的病症。内膜细胞本该生长在子宫腔内，但由于子宫腔通过输卵管与盆腔相通，因此使得内膜细胞可经由输卵管进入盆腔异位生长。本病多发生于生育年龄的女性，因育龄女性正处于卵巢功能最旺盛的时期。

为何会患子宫内膜异位症

子宫内膜异位症基本上属于良性疾病，极少发生恶变，它的病因一般来说有以下几个方面。

♥ 免疫因素

国内外研究表明，子宫内膜异位症患者常有免疫功能异常和免疫平衡失调。因此可以推测，免疫功能异常的女性比较容易得子宫内膜异位症。

♥ 种植学说

经血中所含内膜腺上皮和间质细胞可随经血逆流，经输卵管进入腹腔，种植于卵巢和邻近的盆腔腹膜，并在该处继续生长和蔓延，以致形成盆腔子宫内膜异位症。

♥ 子宫内压力升高

假如月经期宫内压力较高，经血顺着输卵管流进腹腔的量势必增多，这样进入腹腔的子宫内膜细胞也会增多，患子宫内膜异位症的概率也随之增高。因此，宫内压力升高，会引起子宫内膜炎。

♥ 遗传因素

经过研究发现，如果女性的上一辈直系亲属中有患有该病的人，那么该女性患上同样疾病的概率比其他女性要高。

表9-1　子宫内膜异位症的症状及其具体表现

症状	具体表现
下腹痛和痛经	疼痛多位于下腹深部及直肠区域，以继发性痛经为典型症状
性交不适	多见于直肠子宫陷凹处有异位病灶或因病变导致子宫后固定的患者，表现为深部性交痛
不孕	子宫内膜异位症导致的不孕率高达40%～50%
月经异常	出现月经量增多、经期延长或经前点滴出血等现象
其他症状	子宫内膜异位到肠道所引起的腹痛、腹泻或便秘，甚至伴有少量周期性便血；若异位到泌尿系统内，可出现腰痛、血尿、肾积水等

痛经与子宫内膜异位症

正常月经来临时，子宫内膜剥脱，是不会有什么疼痛的，但是如果子宫内膜跑到别的地方，在一些异常的位置出血，就会产生疼痛。最常见的位置有卵巢、盆腔腹膜、阴道和直肠之间的组织（阴道直肠隔），罕见的位置还可能会发生在肠道、输尿管、膀胱，甚至是在腹腔外。在这些异常位置出血的时候，就会刺激腹膜导致痛经。在卵巢上常见的会形成囊肿，因为在手术的时候取出的子宫内膜异位的囊内液体特别像巧克力，又称之为卵巢巧囊。

子宫内膜异位症是一种比较特殊的疾病，在医学上我们有时戏称它为"良性的疾病，恶性的表现"，主要是因为它治疗非常困难，药物治疗和手术治疗都有很高的复发率。此外它也容易影响生育，造成受孕的不易。目前而言，治疗上主要取决于患者的症状、年龄、生育要求。因为子宫内膜异位症导致的痛经，通常情况下需要医生详细地检查和评估了以后才能决定具体的治疗方式。轻症的患者，如果没有囊肿或者囊肿较小，一种简单的治疗方法是服用口服避孕药，这有缓解痛经的作用。对于子宫内膜异位症的治疗还存在这一所谓"怀孕是子宫内膜异位症最好的治疗"的说法，因为一旦怀孕，如果可以足月妊娠并分娩，体内会产生大量的孕激素，对于子宫内膜异位症这些异位的子宫内膜有很强的抑制作用。所以很多人在怀孕以后，痛经症状就会得到很大的缓解，甚至短期之内不再出现。当然，足月怀孕的次数越多，子宫内膜异位症也就越不容易加重。相反，早期流产，对于子宫内膜异位症则有加重的影响，很多人也是在流产了以后出现痛经的症状。

不孕与子宫内膜异位症

在不孕的女性中，15%~30%的人患有子宫内膜异位症，而在子宫内膜异位症病人中，不孕率为40%~50%。临床上认为子宫内膜异位是导致不孕的主要原因之一。因此在临床上，对不孕的女性，如果输卵管通畅、基础体温双相，子宫内膜反应良好，应考虑有子宫内膜异位症的可能。

卵巢的子宫内膜异位病变很常见，可直接影响卵巢的正常排卵，或者不排卵，而致使不孕。输卵管部位的异位症可引起输卵管蠕动减弱甚至周围粘连，进而影响输卵管的功能，使输卵管伞端的拾卵功能大大降低，甚至无功能。即使形成受精卵，受损的输卵管运输受精卵的功能也大大减低，有可能造成宫外孕。若导致输卵管管腔堵塞，一侧或者两侧输卵管不通畅，亦可影响卵细胞进入输卵管内。此外，卵巢受异位子宫内膜破坏，也可造成黄体功能不全，易造成胚胎停止发育或流产。内异症患者自身免疫反应也对精子和受精卵不利。以上这些都是子宫内膜异位症导致不孕的因素。

四、子宫内膜增生最好的治疗是防御

在妇产科张医生的诊室里，有一位年轻的病人叫丹丹。一年前，丹丹费了九牛二虎之力才应聘上一家外资企业，公司通知她去做入职体检时，她被检查出子宫内膜增生。本来经过一段时间的治疗，增生的情况已经恢复。但是这才过了大半年，丹丹的月经又开始不正常，她怀疑自己的子宫内膜增生复发了，便来到了张医生的诊室里。张医生经过对丹丹的检查，确定了她确实是增生复发。

在生活中，常常有像丹丹这样的子宫内膜增生患者，在医院治好了病症，一两年之后，又出现了月经不调的情况。回到医院做刮宫检查，发现还是子宫内膜增生。还有一部分患者一开始只是单纯性增生，治好后复发，经检查发现已经发展成了复杂性增生，或不典型增生。这便使得子宫内膜增生患者心中充满忐忑和担心。

事实上，绝大多数的子宫内膜增生并不难治疗，治愈率基本在90%以上。但是子宫内膜增生并不是因为子宫内膜本身发生病变，而是因为激素水平失调，卵巢功能不足，长时间没有排卵或者是长期雌激素水平过高，而孕激素不足，两种激素水平的失衡就会刺激子宫内膜增生。一般的刮宫治疗只是物理性地刮去了增生的子宫内膜，而没有对更深层次的病因进行根治。很多患者在做完刮宫治疗之后，就停止了服药，又没有谨遵医嘱做好预防措施，子宫内膜增生很快便"卷土重来"。

子宫内膜增生症最好的治疗是预防。调节好自身体内的内分泌系统，不仅能降低子宫内膜增生的概率，在治愈后，也能极大限度地降低复发的概率。另外，在检查子宫内膜是否增生时，诊刮术能十分有效地确诊子宫内膜增生的类型，是确诊病理程度的手段。诊刮术不仅可以更准确地诊断出增生的情况，以便制定出最佳的治疗方案，而且还能对子宫出血起到很好的止血作用。

五、刮宫治疗一定科学吗

对很多女性而言，一旦出现子宫内膜增生的症状，经检查确诊，所采取的第一种治疗方法大多是刮宫治疗。其实，这种选择是不科学的。

由于女性的子宫内膜与体内的雌激素息息相关，而雌激素在女性体内并不是一个固定值，雌激素水平会随着人体内分泌而时高时低。因此，很多子宫内膜增生的女性采用刮宫之后，经常会出现复发的症状。而复发通常又再次采取反复刮宫来进行治疗。此时，子宫内膜增生需要刮几次宫就会成为困扰女性朋友的问题之一。

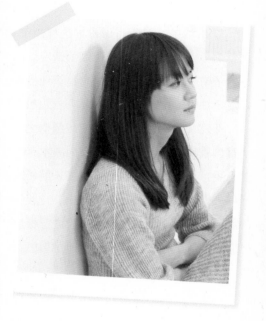

其实，绝大多数女性不知道的是，一直采取刮宫来治疗子宫内膜增生并不是长久之计。相反地，反复刮宫只是将增厚的子宫内膜消除，不仅不能调整女性体内激素的紊乱，而且还会损伤女性子宫的正常生理机能。

一般情况下，只有两种类型的患者可以采取刮宫治疗，即子宫内膜增厚并伴有肌瘤的患者，和绝经后又来月经而被诊断为子宫内膜增厚的患者。这两种患者第一次就需要刮宫治疗做病检。而除了这两种患者，其他处于青春期的少女出现子宫内膜增生，一般采取药物治疗即可。如果药物治疗无效，再考虑是否采取刮宫治疗。

六、专家解疑：子宫内膜不典型增生是不是癌前病变

 子宫内膜不典型增生是癌前病变吗？

子宫内膜增生是指发生在子宫内膜的一组增生性病变，少数可以缓慢发展为癌。其组织学特征为腺上皮细胞和腺体结构的不同程度的改变，但无间质浸润。另外，依据病变中有无腺上皮细胞的异型性将其分类为：单纯增生、复合增生和不典型增生。不典型增生具有癌变的倾向，故被列为癌前病变，其发病与雌激素的长期刺激有关。子宫内膜不典型增生发生于比较年轻的女性，癌变率可达8%~45%。

子宫内膜不典型增生多数出现在以下这些情况中：

✽ **不排卵**。子宫内膜不典型增生患者中，70%基础体温测定为单相型。子宫内膜持续受雌激素作用，无孕酮的对抗，也缺少周期性分泌期的转化，故长期处于增生状态。

✽ **不育**。不育也可能促使子宫内膜增生。每经一次足月妊娠，子宫内膜即可免受雌激素一年或数年的刺激。而不育妇女则缺乏妊娠的影响，其子宫内膜不间断地受到雌激素的刺激。

✽ **肥胖**。肥胖者体内的雄烯二酮可以转化为雌酮和雌二醇，因而造成持续性雌激素刺激。

✽ **多囊卵巢综合征**。有20%~30%的子宫内膜不典型增生患者合并多囊卵巢综合征，这种病人的卵巢滤泡持续生长，但不能成熟而达到排卵，其雌酮水平持续接近于正常卵巢周期中排卵高峰值，但无孕酮对抗。

✽ **内分泌功能性肿瘤**。内分泌功能性肿瘤是罕见的肿瘤，包括垂体瘤和卵巢颗粒细胞瘤，垂体瘤的促性腺功能不正常，卵巢颗粒细胞瘤可持续分泌雌激素。

✽**外源性雌激素的应用亦可造成**。

七、关爱子宫内膜增生的食疗方

倩倩结婚后就辞去工作，过起了"洗衣做饭带孩子，聊天逛街看电视"的家庭主妇生活。这样平静地过了五六年，不料老公却爱上了一个毕业没多久的大学生，并且要和她离婚。还说女大学生活泼有趣，在一起有说不完的话，而倩倩每天不是小孩经，就是煮饭经，太苦闷了。

离婚一年后，倩倩还是没缓过劲来，又愤怒，又不甘，晚上常常闷着被子哭，白天还要强装笑脸哄孩子。在朋友的劝说下，倩倩狠起心来，把孩子交给父母，跟人合伙开了一家小型文化公司。于是，倩倩起早贪黑，废寝忘食，把全部心血都投入到公司。渐渐地，倩倩从离婚的阴影中走了出来，久违的自信心也回来了。

就在倩倩以为生活正在日渐回归正轨时，她的月经开始变得不正常，月经量要么很稀少，要么就是隔两三个月才来一次月经，但出血量又很多。倩倩只能上医院做了检查，没想到，检查出来的结果竟然是患上了子宫内膜增生。这下可把倩倩给惊着了，她身边有一两个朋友也患过这种病，因此知道西医手术治疗并不能根治此病。

倩倩只好把这件事告诉家里的妈妈。妈妈一听完，立刻带着倩倩到市里有名的中医馆看病。中医馆的医生听完倩倩对自己经期症状的描述——小腹疼痛、喜温畏寒、经量少、色紫暗、或经血淋漓不尽，又见她形寒肢冷，面色苍白，舌紫暗，苔薄白，脉沉紧。于是，他便断诊倩倩是寒凝血瘀引起的子宫内膜增生，给她开了几味对症的中药，并告诉她一个食疗方可以加以辅助治疗。这个方子就是二鲜汤。

倩倩回去后便开始服用中药，搭配二鲜汤。3个月之后倩倩的月经逐渐规律起来，于是她去医院复诊。检查结果显示，她的子宫内膜慢慢恢复到正常的厚度了。

在中医学上，子宫内膜增生发病的主要原因是体内肝肾亏虚、脾气虚弱，肝不藏血，脾不统血，气不摄血，下焦湿热、瘀血郁阻、气血不通畅，离经之血外溢等因素。所以，在中医治疗上也应该要根据其发病原因，采用相应的祛瘀止血、祛瘀止痛和调节月经的药物进行治疗。

治疗子宫内膜增生的小偏方

二鲜汤

取120克鲜藕切片，120克鲜茅根切碎，加适量清水煮汁当茶饮。长期服用。**此方有滋阴凉血、祛瘀止血的功效，适宜月经量多、血热瘀阻型。**

消瘤蛋

鸡蛋2个，中药壁虎5只，莪术9克，加适量清水共煮，待蛋熟后剥皮再煮，弃药食蛋，每晚服1次，连服2周以上。**此方有助于散结止痛、祛风定惊，适宜气滞血瘀型。**

银耳藕粉汤

银耳25克，藕粉10克，冰糖适量。将银耳泡发后加适量冰糖炖烂，入藕粉冲服。每周饮2~3次，可长期服用。**此方有清热润燥止血的功效，适宜月经量多、血色鲜红者。**

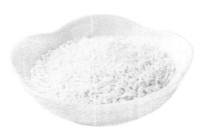

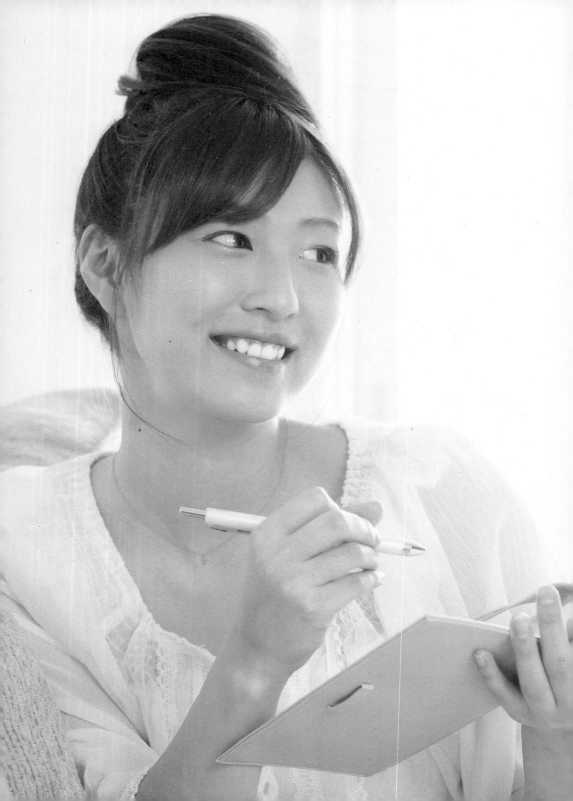

第十章

筛查妇科癌症，

定期体检必不可少

目前，宫颈癌、子宫内膜癌和卵巢癌已经成为导致女性死亡的妇科肿瘤3大杀手，而且这些杀手正在破坏着越来越多年轻女性的幸福。定期体检，成为筛查妇科癌症义不容辞的第一要务。

一、这六种妇科病易癌变

在众多妇科病中，很多都是常见病，但是有6种疾病比较容易发生癌变。这些病症在发生癌变之前其实都是有预兆的。一起来看看这6种疾病都有哪些特征，早知道早预防。

子宫肌瘤

这是一种常见的良性肿瘤，起源于子宫壁上平滑肌组织，目前该症的病因尚不十分清楚，但与内分泌紊乱有一定的关系。

子宫肌瘤是胎儿的"恶邻"。胎儿一般均是独自居住在母亲为其精心安排的"住房"——子宫里，偶尔也有两个以上的胎儿集体居住在子宫里。但有时也有另一种"恶邻"——子宫肌瘤，侵占胎儿的住房，它们小如米粒，大如足月妊娠的子宫，不但给胎儿的母亲带来各种痛苦，也使胎儿饱尝折磨，甚至忍痛离开亲爱的妈妈，没有"成年"，便夭折在母腹中。另外，如果子宫肌瘤迅速增大，可压迫直肠、膀胱而引起排便、排尿困难，有部分患者可演变为恶性。所以凡是确诊为子宫肌瘤的女性，都应该密切观察和随诊，慎防发生恶变。

子宫内膜增生

子宫内膜增生虽然属于一种良性病变，但其中的腺瘤型患者若增生程度严重，就有演变为子宫内膜癌的可能，患者可以在长时间闭经后出现持续地出血，临床上可能疑为流产，也可表现为周期缩短、经期延长，出血时间可达1个月。因此对此类患者也同样应该做到严密随访，及时治疗。

葡萄胎

葡萄胎是恶变率极高的疾病，有7%~16%的葡萄胎病人可能发展成为绒毛膜上皮癌或恶性葡萄胎。该症一旦确诊，应密切观察病情变化，发现可疑症状，及时进行手术治疗。

乳腺增生症

随着生存环境的变化，乳腺增生发病率上升很快，此症癌变后的乳腺癌已成为三大肿瘤中的主要杀手。一旦患乳腺增生症，除了疼痛、肿块外，患者在情绪上难免会有烦躁、易怒、恐惧等。生理功能也会下降，如性欲淡漠、月经紊乱、体力下降、尿频等，在病理上多伴有妇科病，如子宫内膜异位症等。如果对此未能全身综合标本兼治，久治未果，就有恶变为乳腺癌的危险。

外阴色素痣

外阴色素痣是发生于外阴皮肤上的黑色斑点，有的光滑、有的粗糙，有的可有毛发生长。外阴色素痣比身体其他痣更容易恶变，这是因为外阴部分常受摩擦和刺激，又因色素痣对性激素的刺激作用较为敏感，往往在青春期和妊娠期增大、变黑。40%~80%的恶性黑色素瘤发生于色素痣，主张对外阴色素痣尽早进行预防性切除，以防恶变。

二、乳腺癌的症状不止乳房肿块

　　乳腺癌在早期发现过程中，经常有人认为让医师"摸一下"没有发现病变，就不再愿意做其他检查了。那么，乳房没有肿块，就一定没得乳腺癌吗？乳房肿块不是乳腺癌的唯一症状。许多病人的早期症状只是乳房的对称性改变，如皮肤变厚，乳房皮肤出现橘皮样变，乳房有分泌物、溢水或溢血等。可是，有些患者甚至没有任何典型症状，没有感到周身不适。而且，医生仔细检查时，也仅仅发现这些患者的腋窝淋巴结肿大。

　　这无疑增加了乳腺癌的漏诊概率。20%~30%的早期乳腺癌摸不到，一般被称为不可触及的病变，需要靠超声或钼靶检查来帮助诊断。发现乳腺癌的方法主要是普查。普查包括临床医生的检查、超声或钼靶检查，有利于早期发现乳腺癌。但也有少部分病人影像学检查没有发现异常，只是临床医生触诊检查时发现的乳腺癌。所以，一定要触诊和影像学相结合，才能做到减少漏诊。

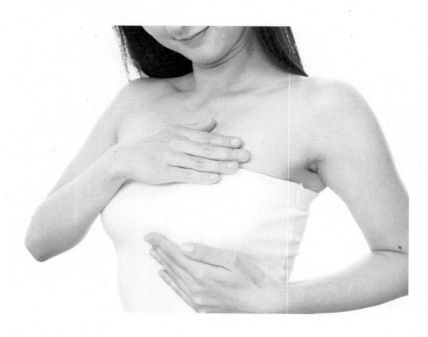

乳腺癌有哪些症状

早期乳腺癌往往不具备典型的症状和体征，不易引起重视，常通过体检或乳腺癌筛查发现。以下为乳腺癌的典型体征。

♥ 乳腺肿块

80% 的乳腺癌患者以乳腺肿块首诊。患者常无意中发现乳腺肿块，多为单发，质硬，边缘不规则，表面欠光滑。大多数乳腺癌为无痛性肿块。

♥ 乳头、乳晕异常

肿瘤位于或接近乳头深部，可引起乳头回缩。肿瘤距乳头较远，乳腺内的大导管受到侵犯而短缩时，也可引起乳头回缩或抬高。

♥ 乳头溢液

非妊娠期从乳头流出血液、浆液、乳汁、脓液，或停止哺乳半年以上仍有乳汁流出者，称为乳头溢液。引起乳头溢液的原因很多，如导管内乳头状瘤、乳腺增生、乳腺导管扩张症和乳腺癌等。单侧单孔的血性溢液应进一步检查，若伴有乳腺肿块更应重视。

♥ 腋窝淋巴结肿

大医院收治的乳腺癌患者 1/3 以上有腋窝淋巴结转移。初期可出现同侧腋窝淋巴结肿大，肿大的淋巴结质硬、可推动。随着病情发展，淋巴结逐渐融合，并与皮肤和周围组织粘连、固定。晚期可在锁骨上和对侧腋窝摸到转移的淋巴结。

♥ 皮肤改变

乳腺癌引起皮肤改变可出现多种体征，最常见的是肿瘤侵犯了连接乳腺皮肤和深层胸肌筋膜的韧带，使其缩短并失去弹性，牵拉相应部位的皮肤，出现"酒窝征"，即乳腺皮肤出现一个小凹陷，像小酒窝一样。若癌细胞阻塞了淋巴管，则会出现"橘皮样改变"，即乳腺皮肤出现许多小点状凹陷，就像橘子皮一样。乳腺癌晚期，癌细胞沿淋巴管、腺管或纤维组织浸润到皮内并生长，在主癌灶周围的皮肤形成散在分布的质硬结节，即所谓"皮肤卫星结节"。

如何预防乳腺癌

乳腺癌的确切病因尚不明，但我们至少知道雌激素的分泌失调会增加乳腺癌发生的概率。通过调理饮食及改善生活习惯，可大大降低发生乳腺癌的可能性。

为了预防乳腺癌的发生，女性朋友需要时刻关注自己的激素分泌状况，不能乱用含雌激素的保健品，并减少摄取动物脂肪。饮食上，多吃富含纤维素的食物，如谷类、豆类、玉米、薏苡仁、山芋、水果等。其中，山芋中提取的类固醇物质可抑制乳腺癌，玉米则能减轻抗癌药物的副作用，薏苡仁能增强机体免疫功能及抑制肿瘤细胞的发展。

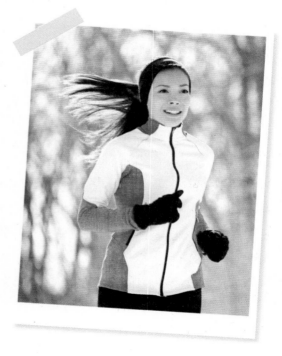

为了控制雌激素水平，增强机体免疫力，女性朋友在平时的生活中还应保持适度的运动。运动能减少体重和脂肪，降低体内雌激素水平，保护身体的免疫系统。需要注意的是，可预防乳腺癌的运动多为流汗运动，如跑步、骑自行车、打羽毛球等。

最后，也是最重要的一点，建议女性朋友养成定期检查乳房的习惯。成年的女性每年都应该进行一次妇科检查，并于每个月的经期结束时，进行一次乳房自检。定期检查乳房才能尽早发现疾病隐患，即便不幸患上了乳腺癌，也能立即得到有效治疗，早期乳腺癌的治愈率可达到95％以上。

三、良性肿瘤也不可掉以轻心

李太太被送往医院急诊室时，已经腹痛难忍、脸色苍白，下体也不时出血。医生们立即将她推进手术室，经检查发现李太太是由于恶性子宫肌瘤而引起的子宫增大、下腹剧痛、阴道出血。

而在发生送急诊室这件事的前几个月，李太太刚在单位组织的年度体检中检查出自己患有子宫肌瘤。由于医生当时告知李太太她的子宫肌瘤小于 5 厘米，而且没有其他的不适现象，所以暂时不用做手术，但一旦发现有任何不适，李太太需要及时随访。李太太听完医生的诊断，认为自己的症状并不严重，也就没有过多地放在心上。但随后两个月，她的痛经越来越严重。李太太想着以前也曾经有过痛经严重的情况，就没有往子宫肌瘤那个方向多想。没想到的是，这天夜里就开始出现阴道出血、下腹疼痛的现象，这才让丈夫送她到医院。

子宫肌瘤是属于良性肿瘤，但是少数女性朋友还是会发生恶性病变，因此不能掉以轻心，认为病变的可能性很小就存有侥幸的心理，一定要及时配合医生的治疗。一般情况下，良性肿瘤绝大多数不会恶变，很少复发，生长缓慢，对机体影响较小。但这并不是说，良性肿瘤没有危险。相反，有些良性肿瘤对人体危害很大，必须密切关注。

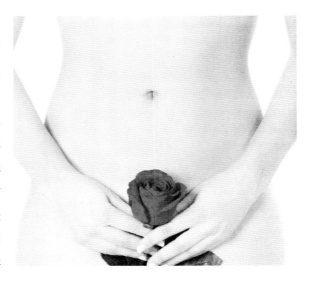

第一，观察肿瘤生长的部位。当良性肿瘤生长在身体的要害部位，这些部位空间又相当有限时，同样可造成致命的后果。如生长在头颅内、甲状腺上及纵膈的巨大良性肿瘤；发生在胃肠壁或肠腔内的良性肿瘤，也会因为瘤体增大引起梗阻、出血、穿孔、黄疸等急症，延误治疗可导致死亡。

第二，关注良性肿瘤的恶变倾向。有些良性肿瘤会发生恶变，一旦变成恶性，其后果与恶性肿瘤相同。比较容易恶变的肿瘤有胰腺良性肿瘤、甲状腺腺瘤、乳腺纤维瘤、子宫瘤、软组织的纤维瘤、韧带纤维瘤等。这些肿瘤一经发现，也要及时处理好。

第三，有些非肿瘤病的良性病变同样与恶性肿瘤有关。因此，如发现良性肿瘤有迅速增大、出血、剧痛等情况，应马上去医院检查。必要时进行手术切除。

要防止良性肿瘤恶化，除了定期做好体检外，良好的情绪和适宜的饮食习惯很重要。中医认为，各种良性肿瘤多属阴虚内热，因此在饮食调理上，忌食辛辣燥热和滞腻食品，少食性属寒凉食品。那能进食哪些食物？多进食能提高机体抗癌能力的蛋白质食品，如牛奶、鸡蛋、鱼类、豆制品等；多进食各种抗癌食物，如海藻、甲鱼、黑木耳、大蒜、蘑菇、芥菜及蜂皇浆等；多食能吞噬癌细胞的冬虫夏草；多食能阻止癌细胞恶变和扩散的含维生素A、维生素C的食物，如新鲜蔬菜、水果、芝麻油、谷类、豆类以及动物内脏等；适量进食糖类，补充热量。另外，饮食多样化也是不可忽略，只有做到营养均衡，才有能够抵御癌细胞的强健身体。

四、停经后更易发生卵巢癌

卵巢癌的分型很多，上皮性肿瘤多发于50~60岁的妇女，生殖细胞肿瘤多见于30岁以下的年轻女性。恶性肿瘤的预后与分期、病理类型及分级、年龄等有关。最重要的是肿瘤期别和残存肿瘤数量，期别越早，预后越好；残存肿瘤越少，预后也越好。所以早期发现卵巢癌对于预后的意义很大。

很多卵巢恶性肿瘤晚期患者，绝大多数是绝经后的女性，年龄在50~80岁之间。她们都有共同的症状——腹胀、腹部肿块以及胃肠道症状。由于肿瘤向周围组织浸润、压迫，还引发下肢水肿、下肢疼痛、尿频、便秘、气急、心悸等症状，也有人在短时间内迅速消瘦、严重贫血等。由于很多人早期未加注意，确诊时已到晚期，令人十分痛惜。

绝经迟也不是好事

专家提醒女性朋友，女性绝经过迟便要警惕卵巢肿瘤的侵袭，所以绝经时间太晚要先筛查卵巢肿瘤。中国女性平均绝经年龄约为49.5岁，女性的绝经年龄最好不要超过53岁，否则要警惕卵巢肿瘤的可能。

引起绝经年龄推迟的卵巢肿瘤主要为卵巢颗粒细胞瘤和卵泡膜细胞瘤，前者为低度恶性肿瘤，后者为卵巢良性肿瘤，有时这两种肿瘤同时存在。这种卵巢肿瘤患者除了会出现月经紊乱、绝经年龄延迟外，大多数没有其他症状。因此，绝经年龄过迟成了卵巢颗粒细胞瘤和卵泡膜细胞瘤的重要信息。年龄超过53岁的更年期女性，此时仍然没有绝经，应当提高警惕，不要疏忽了卵巢肿瘤。绝经后的女性，不能单纯地认为绝经后就丧失了女性的部分功能，就不必关注生殖健康了。

30岁以上的女性每年都应该进行妇科检查和B超检查，必要时测定血清CA125、AFP等肿瘤标志物。对于患有乳癌、胃肠癌，或是有卵巢癌家族遗传史的高危人群更应该提高警惕，最好是每半年检查一次。此外，避免高胆固醇的饮食，不吸烟，不喝酒，加强体育锻炼，增强自身的体质，这些良好的生活习惯对预防肿瘤都有一定帮助。

如何治疗卵巢癌

由于卵巢的位置深藏于骨盆腔内，因此在发生癌变的早期，患者没有任何自觉症状，因而癌变不易被注意到，患者也不主动去进行检查，往往发现时已经到了晚期，治疗起来相当困难。所以，卵巢癌患者的5年生存率只有30%~50%。如果30岁以上的妇女，尤其是绝经期前后的妇女，能够定期进行妇科和盆腔B超检查，就能够做到早期发现，早期诊断，及时合理地进行治疗，那么卵巢癌的5年存活率可达到90%以上。

治疗卵巢癌的主要手段是手术切除，术后化疗也很重要，还应配合免疫治疗、放疗、激素治疗和中医中药治疗等。病人化疗效果的好坏和生存时间的长短，取决于肿瘤切除是否彻底。所以，手术应最大限度地切除肿瘤病灶。对于那些微小的肿瘤和肉眼看不到的残存肿瘤细胞必须采取术后化疗。

目前，卵巢癌的化疗多采用术后早期、足量、多疗程的方法，这是提高治愈率、延长生存时间的最佳选择。由于卵巢癌的转移扩散方式以盆腔内广泛种植为主，因此为了使肿瘤接触到较多的药物，卵巢癌的化疗经常采用腹腔给药的方法。目前，"泰素+铂尔定"被作为卵巢癌的一线化疗标准方案。放疗是治疗卵巢癌的一种辅助疗法，主要用于某些化疗无效者。中医中药对提高病人机体免疫力具有很好的作用。免疫疗法、基因疗法等虽有一定的疗效，但目前尚未大量应用到临床。

五、养成良好的生活方式

不良的生活方式十分不利于女性的身心健康。改变不良的生活方式，增强体质，才能以更好的状态投入到日常的工作生活中。

不反复减肥

反复减肥、增肥对于健康的影响不容乐观。近来，华盛顿医学中心的研究显示：反复减肥会使得人体的免疫力下降。尽管尚未找出具体原因，但研究人员发现反复减肥会降低细胞活力以及对抗感冒、感染和早期癌细胞的能力。

补救方法

找出肥胖的原因，摒弃不健康的生活方式；根据营养学家的建议，结合实际科学减肥，控制饮食，保证每日所需营养的摄入量；定期运动促进脂肪燃烧。

性行为做好保护

无保护性行为很可能会使得自己在毫无意识的情况下，感染传染性性病。约有75%的女性携带衣原体，但并无任何临床症状，且大多数患有淋病的女性只表现出轻微症状。另外，80%患有生殖器疱疹的男性患者也不会出现很明显的如疼痛等临床症状。更深入的研究发现，高达75%的男性受到人乳头瘤病毒（HPV）的侵扰，这是目前最为普遍的传染性性病。它通常没有明显症状，但如果得不到及时治疗而传染给女性，可导致宫颈癌的发生。

补救方法

如果你没有定期检查身体的习惯，那么，从今天开始应该要求自己做到这一点。面对医生，你必须将自己性生活的情况开诚布公地说出来。

不酗酒

　　酗酒很容易导致酒精中毒，尤其是在其直系亲属中有此类患者的情况下。医学界将酗酒定义为：一次喝5瓶或5瓶以上啤酒，或者血液中的酒精含量达到或高于0.08。由于大量酒精会杀死大脑神经细胞，长此以往，会导致记忆力减退，还可能引起脂肪肝、肝硬化等肝脏疾病，情况严重者甚至必须进行肝脏移植才能保全性命。

补救方法

　　如果你对酒精尚未达到依赖的程度，那么从现在开始给自己规定每天最多喝1瓶啤酒。随着酒精摄入量的减少，肝脏极可能自然恢复到正常状态。同时，尽管无法让死去的脑神经细胞复活，只要没有大量酒精的刺激，大脑的记忆功能就会渐渐恢复。

不吸烟

　　不论你是属于为了应酬偶尔"意思"一下的轻度吸烟者，还是离了香烟日子就过不踏实的重度吸烟者，香烟中所含的有害成分都会大幅提高你罹患心脏病、肺癌和其他类型癌症的危险。具体来说，因吸烟导致的癌症死亡比例可占到所有癌症死亡总数的30％。

补救方法

　　对于那些有数年甚至数十年的老烟民来说，有没有什么办法可以挽救健康呢？答案是，戒烟。戒烟可以降低患心血管疾病、肺癌的概率。在戒烟期间，应多食用富含抗氧化剂的水果和蔬菜。同时积极参加运动以加强肺功能，促进肺部的血液循环。

六、平和的心态能远离癌症

除了定时进行身体检查和改变不良的生活习惯之外，保持平和的心态，对于预防妇科癌症也是十分重要的。

癌症喜欢不良情绪

不良个性和情绪是癌症启动和发展过程中的危险因素之一。乳腺癌和中年患胃癌的人多是这种性格，爱生闷气，自我压抑，不擅表达；而得食道癌的患者十有八九都是固执、急性子的人。

不良情绪为什么能致癌？国外很早就认为敏感、抑郁、多疑、厌世是癌症的催化剂，其机理可能是抑郁大大削弱了人的免疫功能，使人体机能处于低质量运行状态，当细胞突变时不易自我清除。比如有些女性癌症患者爱较真，性格内向，爱生气又不擅表达，导致植物神经、内分泌与免疫系统长期处于高度亢奋和紧张状态，反复刺激，造成靶器官如乳腺和卵巢受伤。而很多优秀男性拼命工作、压抑自我，患胃癌与胰腺癌的较多，因为消化系统是情绪的晴雨表，很易受损。

生气是人在生活中不可避免的情绪，但并不是说人只要生气就会得癌。但如果抑郁的心态持续时间特别长，达到一两年以上，就要小心了。

积极的心态是抗癌法宝

如果真的确诊已患上癌症，女性朋友们也要建立起良好的心理状态。心理治疗对于癌症患者来说是至关重要的，不良心理是癌症的催化剂，想摆脱癌症的束缚，应尽早选择正规的治疗方法进行治疗，并建立良好的健康心态，从而达到"改善生活质量，延长生存期"的最终治疗目的。

女性的防癌关键

💜 保持心情舒畅，积极乐观

现代女性因为工作的压力常常忧思过重，经常生气和忧思不但会影响自己的生活质量，还会严重损害自己的身体健康。研究显示，积极乐观的心态可以增强机体免疫力，不仅能抑制肿瘤生长，还能提高生存质量。所以，女性应注意保持良好的心态，这样可使体内激素水平分泌正常，这是预防卵巢癌症的第一步。

💜 保持心态稳定

对于易动肝火的人来说，一定要注意保持心态的稳定。遇事不要急躁或发脾气，而要保持一个清醒的头脑，全面分析自己所处的形势，冷静地处理问题。如果发现自己已经很难控制情绪，那么尝试做深呼吸，给自己一个缓冲的时间，避免情绪过于激动。

💜 学会自我放松

自我放松是一种有效的预防高血压和辅助降压的方法。每天抽出10～30分钟时间，在安静的环境中，采取舒适的姿势躺下，同时闭上双眼，放慢呼吸的节律。也可以听一些曲调委婉、节奏舒缓的音乐，并放慢呼吸，或静下心聆听大自然的声音，如雨声、虫鸣等，以调整身心，达到彻底放松的目的。

💜 用转移法来宣泄情绪

情绪不稳时憋住不让自己发火，反而对身体不好。此时可以采取转移法，想一些开心的、美好的事情，用其他理性的方式去宣泄情绪。通过发泄和转移，也可使怒气消除，保持精神愉快。积极乐观的精神状态对于我们维护健康、战胜疾病大有帮助。

七、定期妇检非常重要

伴随现今"养生热"的兴起，新的健康理念不断深入人心。对于新一代的知识女性，健康不仅是一种时尚的意识，更是一切美丽、幸福和成功的基石。年度医学体检是众多现代女性为自身健康管理设立的"必修课"，目的在于帮助自己摆脱亚健康状态，远离疾病的困扰。年度体检中，妇科检查也同样不容忽视，这是一把让妇科疾病止于未然的金钥匙。

由于许多的妇科疾病在早期没有明显的症状，而且大部分女性面对妇科病这个话题时，总是显得讳疾忌医，"女人病"能忍则忍，这就导致很多女性去医院就诊时，往往已经到了自我感觉很不舒服的时候，病情也已然加重，常常失去了最佳的治疗时机。

李姐今年59岁，退休好几年的她每天都能找到不同的乐子。今天跟邻居马大姐去附近的小镇游玩，明天约上邱阿姨一家去郊外摘草莓。李姐平日里总是乐呵呵的，所以当她不久前去医院做身体检查，被查出患上了宫颈癌时，大家都不敢相信。

原来李姐从前两年开始，就发现自己白带增多，而且时常有异味，呈豆腐渣样，不时还伴有外阴瘙痒。李姐一直以为是更年期的缘故，认为忍一忍，用洁阴洗液冲一冲就好了。殊不知，等到检查结果出来，才发现是宫颈癌。如果李姐当初一发现自己白带异常，就及时去医院检查，及早诊治，或许根本就不会有今天这样的事情发生。防患于未然，定期的身体检查以及及时地就医，显得格外重要。

常见的妇检项目有哪些

一般来说，妇科检查的最佳时间是月经干净3~7天进行，此时旧的子宫内膜已经脱落干净，新的子宫内膜刚刚开始生长，子宫内膜的厚度适中。一般来说，女性必做的妇科检查项目包括妇科常规检查（外阴部检查、阴道检查、子宫及附件检查）、白带常规、宫颈病理涂片、妇科B超检查等。

◎医生问诊

医生通常会询问一些个体的情况，包括过去的病史、近来的月经情况、性生活有无异常、既往妊娠的经过等。此时体检的女性朋友应该坦诚地跟医生交流，包括同时有几个性伴侣、是否有多次流产史，选择委婉的方式告知，不可以因为害羞而选择隐瞒，这样会使得病情延误，错失最佳的治疗时机。

◎医生检查

表10-1 妇科检查的项目及事项

检查项目	检查事项
外阴部检查	医生观察外阴区阴毛的分布状况，有无溃疡、皮炎、赘生物及色素减退或色素沉着
阴道检查	做阴道窥器检查时，医生将涂有润滑剂的鸭嘴形状的阴道窥器伸入阴道内打开，可用于发现阴道有无畸形、炎症、白带异常，宫颈有无糜烂、息肉、肥大、炎症等
盆腔触诊检查	医生一手放在女性的小腹上，另一只手部分手指通过阴道或直肠内触诊。可用于发现子宫的大小、形态及子宫的位置是否正常，附件（输卵管+卵巢）有无肿块、压痛、活动受限等

◎宫颈抹片检查

宫颈抹片检查也称为宫颈防癌涂片，就是在宫颈上用小刮片或毛刷子取些细胞进行检查，以确定宫颈脱落下的细胞有无异常，以便于排除宫颈肿瘤。宫颈抹片检查的过程非常简单，而且没有痛感。医生通常会使用特制的子宫颈刷从宫颈管内收集脱落的细胞，然后将这些细胞保存在特制的化学溶液中，作为化验样本。通过检测宫颈抹片上细胞的组成，可以发现宫颈异常的细胞。早期子宫颈癌能经一次宫颈抹片检查得以发现，是宫颈疾病临床诊断的依据，也是目前广泛筛查宫颈癌最简便有效的诊断方法。

◎白带常规检查

医生只需要用棉签从阴道里取一点分泌物，在显微镜下即可分辨有无滴虫、霉菌、细菌性阴道炎，同时还可确定阴道 pH 值、阴道清洁度。如果白带中并没有发现真菌、滴虫，清洁度为 3 度以上，则可建议做细菌培养。

◎妇科B超检查

以超声波检测技术了解子宫、附件以及整个盆腔的情况，可以发现子宫、附件有无肿瘤，盆腔有无较为严重的炎症等。B超检查无痛、无创伤，是目前最好的妇科病辅助检查措施。腹部B超通常需要在憋尿的情况下检查，最好在进医院后就开始喝水，等到膀胱充盈时检查。阴道B超是将高分辨率的阴道探头直接放在阴道内进行超声检查的一种方法，安全可靠，准确率高，而且患者检测阴道B超时不用憋尿。

妇检刻不容缓的四大信号

如果女性朋友的身体出现了如下的信号，则说明妇科检查已经刻不容缓。妇科检查的作用是对于一些妇科疾病作早期的预防和治疗，早检查，早治疗，早康复。

💙 痛经

痛经也是一种病，而且大多数痛经都是由疾病造成的，比较常见的有子宫内膜异位、盆腔炎、盆腔充血等。因为痛经前往医院就诊时，医生会详细询问月经史，包括周期、经期、经量、有无组织物排出等，还会询问近期有无紧张、焦虑、过度劳累等状况，这些通常会导致并加重痛经。

💙 月经不调

出现月经不调的症状之后，应及时前往医院进行检查。检查时，医生通常会询问月经周期、出血量，还会询问性生活情况、疾病史、是否服用药物等。通过问询和内检，一般可找到原发病。比较常见的原发病有内分泌失调、生殖道感染、卵巢肿瘤、子宫肌瘤等。

♥ 阴道或外阴瘙痒

阴道或外阴瘙痒是妇科疾病的常见症状，瘙痒多位于阴蒂、小阴唇、阴道，也会波及大阴唇、会阴甚至肛周。蛲虫、滴虫、疥虫、真菌和细菌等均可导致外阴瘙痒。就诊时，医生会详细询问白带性状、瘙痒持续时间等，还会进行全身检查和局部检查。

♥ 白带异常

引起白带异常的原因主要有生殖道炎症，如霉菌性阴道炎、滴虫性阴道炎、细菌性阴道炎、宫颈糜烂、淋病、子宫内膜炎、肿瘤等。为查明病因，医生通常会询问病史、月经情况、白带性状等，并配合进行阴道 pH 检查、白带常规检查、宫颈涂片检查等。

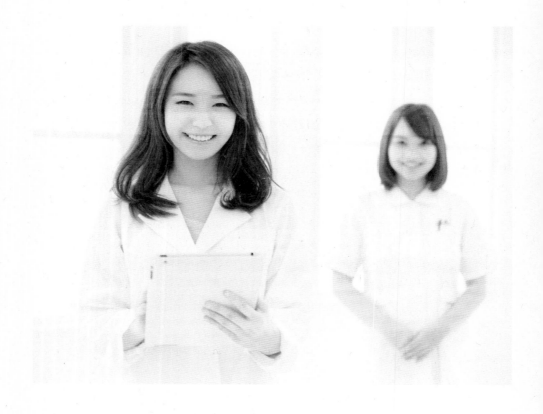